Fettleber entgiften Kochbuch:

365 Tage mit entzündungshemmenden und leberheilenden Rezepten für mehr Gesundheit und Vitalität

Corinna Jost

Inhaltsübersicht

Hauptmahlzeiten

Einführung

Die Gesundheit leidet häufig unter dem Chaos des modernen Lebens. Wenn unser Körper den Tribut für unser hektisches Leben fordert, geraten wir in einen Strudel der Bequemlichkeit. Es ist eine Geschichte, die so alt ist wie die Zeit, und viele von uns spielen unbewusst die Hauptrolle, bis unser Körper ein Warnsignal gibt und wir die Konsequenzen der Vernachlässigung unserer Gesundheit tragen müssen.

Stellen Sie sich vor, Sie stellen eines Tages fest, dass die Anhäufung von Schadstoffen dazu geführt hat, dass Ihre Leber, der unbesungene Held, der so hart daran arbeitet, Ihren Körper im Gleichgewicht zu halten, belastet ist und sich schwer tut. Ist das nicht eine erschreckende Erkenntnis? Die Leber, die manchmal zugunsten glamouröserer Organe übersehen wird, ist für den Entgiftungsprozess unseres Körpers unverzichtbar, und Fehlfunktionen können eine ganze Reihe von Gesundheitsproblemen verursachen. Für zahllose Menschen, die an einer Fettleber leiden, ist dies eine Realität. Bis vor kurzem war dieses Leiden geheimnisvoll und wurde in der konventionellen Gesundheitsdiskussion nicht beachtet.

Erschrecken Sie nicht, wenn Sie zustimmend mit dem Kopf nicken und die Auswirkungen dieser Erkenntnis auf Ihr eigenes Leben spüren. Sie sind nicht allein. Mit Hilfe des Detoxify Fatty Liver Cookbook können Sie sich auf einen lebensverändernden Weg zu neuer Gesundheit und Energie begeben. Dieses Buch ist mehr als nur eine Zusammenstellung von Rezepten; es ist ein Lebensretter für Menschen, die mit den durch eine Fettleber verursachten Schwierigkeiten zu kämpfen haben, und bietet machbare Lösungen und leberfreundliche Gerichte, die Ihnen helfen, die Kontrolle über Ihre Gesundheit zurückzugewinnen.

Wir kennen die Bestürzung und die Unsicherheit, die häufig auf eine medizinische Diagnose folgen. Das Gefühl, in einem Körper gefangen zu sein, der nicht optimal funktioniert, ist sowohl physisch als auch psychisch belastend. Das können wir nachvollziehen. Dieses Buch wurde mit viel Einfühlungsvermögen geschrieben. Es basiert auf den Erfahrungen von Menschen, die sich der überwältigenden Realität einer Fettleber gestellt haben und auf der anderen Seite mit einem besseren Gefühl und mehr Informationen über ihre Gesundheit herausgekommen sind.

Wenn Sie die Seiten des Detoxify Fatty Liver Cookbook umblättern, werden Sie sich auf den Weg der Genesung und Wiederherstellung machen. Sie werden nicht länger im

Dunkeln tappen, was Sie tun können, um Ihrer Leber zu helfen. Vielmehr werden Sie über eine Menge Wissen verfügen, das es Ihnen ermöglicht, Entscheidungen zu treffen, die nicht nur für Ihre Leber, sondern für Ihren ganzen Körper gut sind.

Warum sollten Sie sich dann die Zeit nehmen, dieses Buch zu lesen? Die Erklärung ist ganz einfach: Ihre Gesundheit ist wichtig. Das Detoxify Fatty Liver Cookbook hat unzählige Vorteile für Sie. Verabschieden Sie sich von den Tagen, an denen Sie schwer und lethargisch waren. Verabschieden Sie sich von der Verwirrung um die gesündesten Lebensmittel für Ihre Leber. Willkommen in einem neuen Kapitel Ihres Lebens, in dem eine vitale Gesundheit für Sie in greifbare Nähe rückt und nicht nur ein Wunschtraum bleibt.

Auf den folgenden Seiten finden Sie eine wahre Goldgrube an Rezepten, die speziell zur Förderung der Gesundheit Ihrer Leber entwickelt wurden. Es handelt sich um köstliche Speisen, die die Vielfalt der Aromen unseres Planeten zeigen, nicht nur geschmacklose und medizinische Gebräu. Jede Mahlzeit, von verlockenden Salaten über sättigende Hauptgerichte bis hin zu süßen Leckereien, ist ein Schritt zur Heilung Ihrer Leber und damit Ihres gesamten Körpers.

Dieses Buch ist jedoch nicht nur eine Zusammenstellung von Rezepten. Es ist ein gründliches Handbuch, das die komplizierten Ideen rund um die Lebergesundheit vereinfacht und einfach zu verstehende Informationen liefert. Sie erfahren, welche Ursachen einer Fettleber zugrunde liegen, wie bestimmte Lebensmittel Ihre Leber unterstützen oder schädigen können und wie Sie leberfreundliche Praktiken in Ihren Alltag einbauen können.

Sie werden sich vielleicht fragen, was die Ratschläge in diesem Buch glaubwürdig macht. Der Autor ist ein erfahrener und engagierter Befürworter der ganzheitlichen Gesundheit, der die turbulente See einer Fettleber aus eigener Erfahrung durchschifft hat. Die umfangreichen Studien und persönlichen Erfahrungen des Autors haben ihn zu einem Informationsguru gemacht, der den Weg zum Wohlbefinden der Leber erhellt. Die Informationen, die auf diesen Seiten präsentiert werden, sind nicht nur theoretisch; sie sind vielmehr das Ergebnis einer aufrichtigen Bemühung, die mit einer Fettleber verbundenen Schwierigkeiten zu verstehen und zu überwinden.

Sie werden zustimmend nicken, wenn Sie weiterlesen und verstehen, dass es sich hier nicht um ein weiteres Gesundheitsbuch handelt, sondern um einen maßgeschneiderten Fahrplan, der speziell für Sie erstellt wurde. Im Detoxify Fatty Liver Cookbook geht es darum, kleine Veränderungen vorzunehmen, die eine große Wirkung haben, anstatt extreme Diäten oder unhaltbare Veränderungen des Lebensstils. Es geht darum, eine ganzheitliche Perspektive einzunehmen, die nicht nur Ihre Ernährung, sondern auch Ihren Lebensstil mit einbezieht.

Dieses Buch ist für Sie, liebe Leserin, lieber Leser, wenn Sie schon einmal die Qualen einer Fettleber erlebt haben und wenn Sie sich schon lange nach einem Mentor sehnen, der sich in Ihre Probleme einfühlen kann und machbare Lösungen anbietet. Lassen Sie sich vom Detoxify Fatty Liver Cookbook auf Ihrem Weg zu einem blühenden Wohlbefinden begleiten. Mit einer köstlichen Küche nach der anderen werden wir die transformierende Wirkung der Ernährung auf Ihren Körper untersuchen.

Kapitel 1:
Was ist eine Fettleberkrankheit?

Eine Erkrankung, die als Fettleberkrankheit bekannt ist, tritt auf, wenn die Leber übermäßig fett wird und ihre Funktionsfähigkeit beeinträchtigt. Millionen von Menschen weltweit leiden unter dieser weit verbreiteten Krankheit, die, wenn sie vernachlässigt wird, erhebliche negative Auswirkungen auf die Gesundheit haben kann.

Die Leber ist ein lebenswichtiges Organ, das bei der Entgiftung des Körpers hilft und Galle produziert, die bei der Verdauung der Nahrung hilft. Die Ansammlung von Fettablagerungen in der Leber kann die normale Funktion des Organs beeinträchtigen. Dies kann zu Schwellungen, Narbenbildung und schließlich zu der potenziell tödlichen Krankheit Zirrhose führen.

Zahlreiche Ursachen, darunter langfristiger übermäßiger Alkoholkonsum, Fettleibigkeit, hoher Cholesterinspiegel, Diabetes und bestimmte Medikamente, können zu einer Fettlebererkrankung führen. Eine andere mögliche Erklärung ist ein erhöhter Fettkonsum, der auftreten kann, wenn eine Person mehr Kalorien zu sich nimmt als sie benötigt. Außerdem kann eine Fettlebererkrankung erblich bedingt sein.

Was sind die Symptome einer Fettlebererkrankung?

Bei Menschen mit einer Fettlebererkrankung, die allgemein als nichtalkoholische Fettlebererkrankung (NAFLD) bezeichnet wird, lagert sich Fett in den Leberzellen ab. Bis zu 25 % der Menschen in den westlichen Ländern leiden an dieser Art von Lebererkrankung, die damit die am weitesten verbreitete Form ist.

Die nichtalkoholische Fettleber (NAFL) und die alkoholische Fettleber (AFLD) sind die beiden Hauptkategorien der Fettlebererkrankung (AFL). Die häufiger auftretende NAFL wird durch eine Fettansammlung in der Leber verursacht, die nicht auf Alkoholkonsum zurückzuführen ist. Schwerwiegendere Nebenwirkungen wie Entzündungen, Zirrhose und Leberversagen können die Folge sein. Übermäßiger Alkoholkonsum ist die Ursache der AFL, die vergleichbare Folgen wie die NAFL haben kann.

Eine Fettlebererkrankung wird in der Regel bei Routineuntersuchungen festgestellt und zeigt keine Symptome. Andererseits können schwerwiegendere Folgen auftreten, wenn die Krankheit nicht behandelt wird. Im Folgenden finden Sie einige Anzeichen für eine Fettlebererkrankung:

1. Schmerzen im Unterleib: Dies ist ein häufiges Symptom einer Fettlebererkrankung und kann sich entweder dumpf oder stark stechend anfühlen. Er tritt häufig in der rechten oberen Magengegend auf.
2. Vergrößerung der Leber: Eine Fettlebererkrankung kann sich durch eine vergrößerte Leber bemerkbar machen. Auf der rechten Seite des Körpers fühlt sie sich wie eine Masse unter dem Brustkorb an.
3. Müdigkeit: Eines der typischsten Anzeichen einer Fettlebererkrankung ist Müdigkeit. Menschen, die an der Krankheit leiden, können Schwäche und Müdigkeit sowie Konzentrationsschwierigkeiten erleben.
4. Gewichtsverlust: Eine Fettlebererkrankung kann sich durch unerklärlichen Gewichtsverlust bemerkbar machen. In der Regel ist dies darauf zurückzuführen, dass der Körper Muskeln statt Fett verbrennt, weil er kein Fett verdauen kann.
5. Gelbsucht: Eine Ansammlung von Abfallstoffen im Blutkreislauf führt zu Gelbsucht, einer Gelbfärbung der Haut und des Weißen der Augen. Sie deutet häufig auf Leberschäden hin, die durch eine Fettlebererkrankung verursacht werden.
6. Erbrechen und Übelkeit: Beides sind typische Anzeichen einer Fettlebererkrankung. Diese wird durch die Ansammlung von Giftstoffen in der Leber hervorgerufen, die zu Verdauungsproblemen führen können.
7. Juckreiz: Eine Ansammlung von Gallensalzen in der Haut ist die Ursache für Juckreiz, ein weiteres Symptom der Fettlebererkrankung.

Wenn Sie eines der oben genannten Symptome aufweisen, sollten Sie unbedingt Ihren Arzt aufsuchen, denn eine Fettlebererkrankung kann gefährlich sein. Ihr Arzt ist qualifiziert, die Krankheit zu diagnostizieren und Ihnen die beste Vorgehensweise vorzuschlagen. Medikamente zur Senkung des Leberfetts können zusätzlich zu Änderungen der Lebensweise wie einer ausgewogenen Ernährung und regelmäßigem Sport eingesetzt werden.

Was sind die Risikofaktoren für die Entwicklung einer Fettlebererkrankung?

Die Wahrscheinlichkeit einer Fettlebererkrankung wird durch eine Reihe von Risikofaktoren erhöht. Zu diesen Risikofaktoren können sowohl spezifische medizinische Probleme als auch Lebensstilentscheidungen wie falsche Ernährung und

Bewegungsmangel gehören. Eine genauere Untersuchung der Risikofaktoren für eine Fettlebererkrankung finden Sie hier.

Fettleibigkeit: Übergewicht erhöht das Risiko, eine Fettlebererkrankung zu entwickeln. Übergewichtige und fettleibige Menschen neigen eher dazu, überschüssiges Fett in ihrer Leber zu speichern, was zu Schäden und Entzündungen führen kann.

Alkoholkonsum: Einer der Hauptrisikofaktoren für eine Fettlebererkrankung ist übermäßiger Alkoholkonsum. Da Alkohol in der Leber verarbeitet wird, kann der Konsum großer Mengen die Leber schädigen und zu Fettansammlungen führen.

Diabetes: Da Diabetiker mit größerer Wahrscheinlichkeit mehr Fett in ihrer Leber haben, ist Diabetes ein wichtiger Risikofaktor für eine Fettlebererkrankung.

Übermäßiger Cholesterinspiegel: Ein weiterer Risikofaktor für die Entwicklung einer Fettlebererkrankung ist ein hoher Cholesterinspiegel. Ein übermäßiger Verzehr von Fett, das sich in der Leber ablagert, ist bei Personen mit erhöhtem Cholesterinspiegel häufiger.

Medikamente: Eine Reihe von Medikamenten, darunter Methotrexat, Amiodaron, Kortikosteroide und Tamoxifen, wurden mit einem erhöhten Risiko einer Fettlebererkrankung in Verbindung gebracht.

Genetik: Es gibt einige Hinweise darauf, dass die Entwicklung einer Fettlebererkrankung durch die Vererbung beeinflusst werden kann. Eine familiäre Vorbelastung mit einer Fettlebererkrankung kann das Risiko einer Person erhöhen, die Krankheit zu entwickeln.

Geschlecht: Fettlebererkrankungen treten bei Männern häufiger auf als bei Frauen.

Alter: Mit zunehmendem Alter steigt die Wahrscheinlichkeit einer Fettlebererkrankung.

Das Risiko einer Fettlebererkrankung ist erhöht, wenn man übergewichtig oder fettleibig ist, übermäßig viel trinkt, an Diabetes oder einem hohen Cholesterinspiegel leidet, bestimmte Medikamente einnimmt oder in der Familie eine solche Erkrankung vorkommt. Wenn Sie einen der oben genannten Risikofaktoren aufweisen, sollten Sie unbedingt auf eine gesunde Lebensweise achten und einen Arzt aufsuchen.

Teil I: Grundlagen der Ernährung

Was sind die Grundsätze einer gesunden Ernährung?

Gesunde Ernährung ist mehr als nur die Auswahl der richtigen Lebensmittel; es geht um eine ausgewogene Ernährung, die die notwendigen Nährstoffe für einen gesunden Lebensstil liefert.

1. Wählen Sie eine Reihe von Lebensmitteln: Eine ausgewogene Ernährung erfordert den Verzehr einer Reihe von Lebensmitteln. Die Vielfalt stellt sicher, dass der Körper alle wichtigen Nährstoffe erhält, die er braucht. Nehmen Sie eine Reihe von Lebensmitteln aus jeder Ernährungsgruppe auf, z. B. Getreide, Milchprodukte, Obst, Gemüse und Eiweiß.
2. Reduzieren Sie den Verzehr von verarbeiteten Lebensmitteln, da diese häufig mehr Zucker, Salz und schädliche Fette enthalten. Bei einer gesunden Ernährung geht es vor allem darum, verarbeitete Mahlzeiten einzuschränken und möglichst viele vollwertige, unverarbeitete Optionen zu verwenden.
3. Nehmen Sie ausreichend Obst und Gemüse zu sich: Eine abwechslungsreiche Ernährung ist entscheidend für eine optimale Ernährung. Nährstoffreiche Lebensmittel enthalten eine hohe Konzentration an lebenswichtigen Vitaminen, Mineralien und Ballaststoffen. Der Verzehr von fünf Portionen Obst und Gemüse pro Tag wird empfohlen. Fügen Sie sie in Ihre Mahlzeiten ein, um sicherzustellen, dass Sie alle benötigten Nährstoffe erhalten.
4. Achten Sie auf die Portionen, die Sie essen: Ein übermäßiger Verzehr von Lebensmitteln kann nicht nur zu einer Gewichtszunahme, sondern auch zu gesundheitlichen Problemen führen. Achten Sie auf die Größe Ihrer Portionen, damit Ihr Körper die richtige Menge an Nahrung zu sich nimmt.
5. Wählen Sie gesunde Fette, denn nicht alle Fette sind gleich. Vermeiden Sie schlechte Fette wie Butter und Transfette und wählen Sie gute Fette, wie sie in Nüssen, Avocados und Olivenöl enthalten sind.
6. Wenn Sie gesund bleiben wollen, ist es wichtig, dass Sie viel Flüssigkeit zu sich nehmen. Wasser hilft bei der Ausscheidung von Abfallstoffen aus dem Körper und bei der Temperaturregulierung. Ziel ist es, täglich mindestens acht Gläser Wasser zu trinken.
7. Reduzieren Sie den Verzehr von zugesetztem Zucker, denn dieser kann zu Gewichtszunahme führen und ist häufig in verpackten und verarbeiteten Lebensmitteln enthalten. Schränken Sie den Verzehr von Zuckerzusätzen so weit wie möglich ein.
8. Prüfen Sie die Nährwertkennzeichnung: Um den Nährwert von Lebensmitteln zu verstehen, ist es hilfreich, die Nährwertkennzeichnung zu lesen; achten Sie

besonders auf die Portionsgröße, Kalorien, Fett, Natrium und andere wichtige Angaben.

Eine ausgewogene Ernährung und eine bewusste Auswahl von Lebensmitteln lassen sich erreichen, wenn man sich an diese Leitlinien für eine gesunde Ernährung hält. Die Aufrechterhaltung einer guten körperlichen und geistigen Gesundheit und des Wohlbefindens kann durch eine ausgewogene, gesunde Ernährung gefördert werden.

Welche Arten von Lebensmitteln sollte ich essen, um die Gesundheit der Leber zu fördern?

Eine gesunde, ausgewogene Ernährung ist für die Aufrechterhaltung der Leberfunktion entscheidend. Zu den reichhaltigen und vorteilhaften Lebensmitteln für die Leber gehören:

- Vollkorngetreide: Vollkorngetreide wie Gerste, Quinoa, Hafer und brauner Reis sind reich an Ballaststoffen und anderen Mineralien und unterstützen die Gesundheit der Leber.
- Obst und Gemüse: Der regelmäßige Verzehr einer Reihe von Obst- und Gemüsesorten ist für die Gesundheit der Leber von Vorteil. Zitrusfrüchte, dunkles Blattgemüse und Kreuzblütler wie Blumenkohl und Brokkoli sind besonders gut für die Leber.
- Nüsse und Samen: Nüsse und Samen sind reich an Antioxidantien, lebenswichtigen Fettsäuren und anderen Nährstoffen und können die Gesundheit der Leber unterstützen.
- Magere Proteine: Fisch, Huhn ohne Haut und mageres rotes Fleisch sind ausgezeichnete Quellen für mageres Eiweiß, das die Gesundheit der Leber unterstützen kann.
- Gute Fette: Die Leber kann durch den Verzehr von Avocados, Olivenöl und anderen Lebensmitteln mit einem hohen Anteil an guten Fetten in gutem Zustand gehalten werden.
- Kräuter und Gewürze: Reich an Antioxidantien und anderen Stoffen, die die Leberfunktion fördern können, sind Kräuter und Gewürze wie Knoblauch, Ingwer, Kurkuma und Rosmarin.

Mit einer ausgewogenen Ernährung, die diese Lebensmittel enthält, können Sie die Gesundheit der Leber fördern und Ihr Risiko, leberbezogene Gesundheitsprobleme zu entwickeln, verringern.

Vorteile einer fettarmen Ernährung

Eine fettarme Ernährung ist in vielerlei Hinsicht vorteilhaft für Ihre Gesundheit. Obst, Gemüse, Vollkornprodukte, mageres Fleisch, Geflügel, Fisch und fettarme Milchprodukte sind in der Regel Bestandteil einer fettarmen Ernährung. Die Einschränkung von Mahlzeiten mit hohem Anteil an Transfettsäuren oder gesättigten Fettsäuren, wie z. B. verarbeitetes Fleisch, frittierte Lebensmittel und einige Desserts, ist ebenfalls von entscheidender Bedeutung. Im Folgenden sind einige der wichtigsten Vorteile einer fettarmen Ernährung aufgeführt:

1. Geringeres Risiko für Herzkrankheiten: Eine fettarme Ernährung kann dazu beitragen, das Risiko einer Herzerkrankung zu senken. Der Grund dafür ist, dass eine Reduzierung der gesättigten Fette den Gehalt an "schlechtem" Cholesterin erhöht, was das Risiko von Herzerkrankungen steigert.
2. Erhöhter Blutdruck: Eine fettarme Ernährung kann ebenfalls zur Erhöhung des Blutdrucks beitragen. Ein geringerer Anteil an gesättigten Fetten in Ihrer Ernährung kann auch dazu beitragen, Ihr Risiko für Bluthochdruck, einen weiteren Risikofaktor für Herzkrankheiten, zu senken.
3. Gewichtsverlust: Die Verringerung des Körperfetts ist ein weiterer Vorteil einer fettarmen Ernährung. Durch den Verzehr von weniger fettreichen Lebensmitteln können Sie Ihre Kalorienzufuhr reduzieren, was Ihnen mit der Zeit helfen kann, Gewicht zu verlieren.
4. Verringerung des Diabetesrisikos: Eine fettarme Ernährung kann auch das Risiko senken, an Typ-2-Diabetes zu erkranken. Eine ballaststoffreiche Ernährung mit wenig gesättigten Fettsäuren kann dazu beitragen, dass Ihr Körper empfindlicher auf Insulin reagiert, was Ihr Risiko, an Diabetes zu erkranken, senken kann.
5. Bessere Verdauung: Eine fettarme Ernährung kann zu einer besseren Verdauung beitragen. Ballaststoffreiche Lebensmittel wie Obst und Gemüse können die Gesundheit Ihres Verdauungssystems unterstützen.

Alles in allem kann eine fettarme Ernährung das Risiko einer Herzerkrankung verringern, den Blutdruck senken, beim Abnehmen helfen, das Diabetesrisiko senken und die Verdauung verbessern. Für Menschen, die insgesamt gesünder werden wollen, ist eine fettarme Ernährung eine kluge und vorteilhafte Option.

Vorteile einer zuckerarmen Ernährung?

Eine zuckerarme Ernährung ist in vielerlei Hinsicht vorteilhaft für Ihre Gesundheit. Die Reduzierung des Zuckerkonsums kann dazu beitragen, das Risiko von Krankheiten wie Diabetes, Herzkrankheiten und Fettleibigkeit zu senken. Auch Ihre allgemeine Lebensqualität, Vitalität und Stimmung können dadurch verbessert werden.

1. Gewichtsabnahme: Eine zuckerarme Ernährung kann bei der Gewichtsabnahme helfen. Durch den Verzicht auf Zucker können Sie Ihre Kalorienzufuhr senken und die Fettverbrennung Ihres Körpers verbessern. Dies kann zu einem gesunden Körpergewicht und einer besseren allgemeinen Gesundheit führen.

2. Bessere Herzgesundheit: Eine zuckerarme Ernährung kann dazu beitragen, das Risiko einer Herzerkrankung zu senken. Ein übermäßiger Zuckerkonsum kann das Risiko von Herzinfarkt und Schlaganfall sowie das schlechte (LDL-)Cholesterin erhöhen. Eine zuckerarme Ernährung kann Ihr Risiko für Herzkrankheiten senken und Ihnen helfen, einen gesunden Cholesterinspiegel zu halten.

3. Den Blutzucker senken: Eine zuckerarme Ernährung kann Ihr Risiko, an Diabetes zu erkranken, verringern. Ein übermäßiger Zuckerkonsum kann den Blutzuckerspiegel erhöhen und das Risiko für Typ-2-Diabetes steigern. Eine zuckerarme Ernährung kann das Risiko, an Diabetes zu erkranken, senken und Ihnen helfen, Ihren Blutzuckerspiegel stabil zu halten.

4. Bessere Laune: Eine zuckerarme Ernährung kann dazu führen, dass Sie sich glücklicher fühlen. Übermäßiger Zuckerkonsum kann dazu führen, dass Sie sich ausgelaugt und unruhig fühlen. Eine zuckerarme Ernährung kann Ihnen helfen, den ganzen Tag über eine glücklichere und stabilere Stimmung zu haben.

5. Verbesserte Nährstoffzufuhr: Eine zuckerarme Ernährung kann dazu beitragen, dass Sie eine größere Menge an lebenswichtigen Nährstoffen zu sich nehmen, die Ihr Körper benötigt. Sie können mehr nährstoffreiche Mahlzeiten wie Obst und Gemüse verzehren, wenn Sie weniger Zucker zu sich nehmen. Mit einer zuckerarmen Ernährung erhalten Sie mehr Vitamine und Mineralstoffe, die Ihr Körper für eine optimale Gesundheit benötigt.

Kapitel 2:
Ernährung für die Gesundheit der Leber

Ernährung für die Gesundheit der Leber: Unterstützung für das Kraftwerk des Körpers

Die Leber ist ein lebenswichtiges Organ, das mehrere Aufgaben erfüllt, die für die Erhaltung der allgemeinen Gesundheit notwendig sind. Ihre Fähigkeit, Giftstoffe aus dem Blut zu filtern und auszuscheiden, ist eine ihrer Hauptfunktionen bei der Entgiftung. Eine nährstoffreiche und ausgewogene Ernährung ist entscheidend dafür, dass die Leber ihre zahlreichen Aufgaben erfüllen kann. In diesem Artikel wird die Bedeutung einer ausgewogenen Ernährung hervorgehoben und es werden die wesentlichen Elemente zur Unterstützung der Leberfunktion untersucht.

Überblick über Nährstoffe, die die Leberfunktion unterstützen:

1. Antioxidantien: Antioxidantien sind für den Schutz der Leber vor oxidativen Schäden unerlässlich. Ein Ungleichgewicht zwischen freien Radikalen und Antioxidantien im Körper kann zu oxidativem Stress führen, der Zellen, einschließlich der Leberzellen, potenziell schädigen kann. Zu den Lebensmitteln mit einem hohen Gehalt an Antioxidantien gehören Pflanzen wie Spinat, Grünkohl und Paprika sowie Früchte wie Äpfel, Beeren und Zitrusfrüchte.
2. Vitamine: Eine Reihe von Vitaminen ist notwendig, damit die Leber optimal funktionieren kann. Früchte mit hohem Vitamin-C-Gehalt, wie Orangen und Erdbeeren, helfen bei der Synthese von Glutathion, einem starken Antioxidans, das für die Entgiftung unerlässlich ist. B-Vitamine, insbesondere B6, B12 und Folsäure, wirken sich auf die Methylierungsprozesse aus, die für die Gesundheit der Leber wichtig sind. Mageres Fleisch, Bohnen und Blattgemüse sind gute Quellen für diese Vitamine.
3. Mineralien: Kupfer, Zink und Selen gehören zu den Mineralien, die für die gesunde Funktion der Leberenzyme notwendig sind. Zahlreiche Lebensmittel wie Nüsse, Samen, Vollkornprodukte und Meeresfrüchte enthalten diese Mineralien. Eine ausreichende Zufuhr dieser Mineralien ist für die Aufrechterhaltung der enzymatischen Funktionen der Leber unerlässlich.
4. Essentielle Fettsäuren: Leinsamen, Walnüsse, Lachs und Makrele sind gute Quellen für Omega-3-Fettsäuren, die entzündungshemmende Eigenschaften haben und die Gesundheit der Leber erhalten können. Außerdem unterstützen

diese Fettsäuren die allgemeine Leberfunktion und erhalten die Integrität der Zellmembranen.

5. Aminosäuren: Aminosäuren sind die Bausteine von Proteinen und werden für die Synthese von Proteinen und Enzymen benötigt, die am Entgiftungsprozess und an anderen Leberfunktionen beteiligt sind. Mageres Fleisch, Huhn, Fisch, Eier und Hülsenfrüchte gehören zu den Lebensmitteln, die viel hochwertiges Eiweiß enthalten und die für die Gesundheit der Leber wichtigen Aminosäuren liefern.

6. Phytonährstoffe sind pflanzliche Stoffe, die für die Gesundheit vorteilhaft sein können. Bestimmte Phytonährstoffe, wie sie in grünem Tee (Catechine), Knoblauch (Allicin) und Kurkuma (Curcumin) enthalten sind, wurden wegen ihrer entzündungshemmenden und antioxidativen Eigenschaften in Bezug auf die Leberfunktion erforscht. Ein breites Spektrum an Phytonährstoffen kann durch die Aufnahme einer Vielzahl von bunten Früchten, Gemüsen und Kräutern in Ihre Ernährung gewährleistet werden.

7. Ballaststoffe: Ballaststoffe helfen dem Körper, sich von Giftstoffen zu befreien, und sind für die Gesundheit der Verdauung unerlässlich. Lebensmittel mit einem hohen Anteil an löslichen Ballaststoffen, wie Obst, Bohnen und Hafer, können die Leber entlasten, indem sie den Cholesterin- und Blutzuckerspiegel regulieren.

8. Wasser ist für die allgemeine Funktion der Leber unerlässlich, obwohl es kein Nahrungsmittel ist. Es erleichtert den Abtransport von Schadstoffen über den Urin, hilft bei der Verdauung und Aufnahme von Nährstoffen und sorgt für eine angemessene Flüssigkeitszufuhr für die Zellfunktionen.

Die Bedeutung einer ausgewogenen Ernährung:

1. Ideale Nährstoffzufuhr: Eine ausgewogene Ernährung bietet eine breite Palette von Nährstoffen, die für das allgemeine Wohlbefinden wichtig sind, darunter auch einige, die besonders hilfreich für die Leberfunktion sind. Sie können sicherstellen, dass Ihr Körper die Vitamine, Mineralien und anderen Nährstoffe erhält, die er benötigt, um die komplizierten Funktionen Ihrer Leber zu unterstützen, indem Sie eine Reihe von Lebensmitteln aus verschiedenen Ernährungskategorien zu sich nehmen.

2. Ein gesundes Gewicht halten: Die nichtalkoholische Fettlebererkrankung (NAFLD), eine Erkrankung, die durch Fettablagerungen in der Leber gekennzeichnet ist, wird durch Fettleibigkeit erheblich verschlimmert. Regelmäßige körperliche Betätigung und eine ausgewogene Ernährung helfen bei der Gewichtskontrolle, wodurch das Risiko einer nichtalkoholischen

Fettlebererkrankung (NAFLD) und anderer leberbedingter Probleme gesenkt wird.

3. Blutzuckerregulierung: Eine ausgewogene Ernährung hilft bei der Regulierung des Blutzuckerspiegels, indem sie Insulinresistenz verhindert und das Risiko von Krankheiten wie Typ-2-Diabetes senkt. Langfristig wird ein erhöhter Blutzuckerspiegel mit Leberschäden in Verbindung gebracht, daher ist es wichtig, den Blutzuckerspiegel durch die Ernährung stabil zu halten.

4. Vorbeugung von Nährstoffdefiziten: Eine unausgewogene Zufuhr von Nährstoffen kann zu Mangelerscheinungen führen, die sich auf die Gesundheit der Leber auswirken können. So kann beispielsweise die Fähigkeit der Leber, zu entgiften und sich gegen oxidativen Stress zu schützen, durch einen Mangel an Antioxidantien oder B-Vitaminen beeinträchtigt werden. Eine gesunde Ernährung hilft, diese Mängel zu vermeiden.

5. Kontrolle des Cholesterinspiegels: Eine Fettlebererkrankung und andere leberbezogene Erkrankungen können als Folge eines erhöhten Cholesterinspiegels auftreten. Der ideale Cholesterinspiegel wird durch eine ausgewogene Ernährung unterstützt, die reich an Lebensmitteln wie Avocados, Mandeln und Olivenöl ist, die gute Fettquellen darstellen.

6. Verringerung der Entzündung: Eine Reihe von Lebererkrankungen wird durch chronische Entzündungen beeinflusst. Neben der Förderung der allgemeinen Lebergesundheit trägt eine ausgewogene Ernährung, die reich an entzündungshemmenden Lebensmitteln wie fettem Fisch, Obst, Gemüse und Vollkornprodukten ist, auch zur Verringerung von Entzündungen bei.

7. Förderung der Darmgesundheit: Die Gesundheit der Leber steht in engem Zusammenhang mit dem Zustand der Darmmikrobiota. Eine abwechslungsreiche und gesunde Darmflora wird durch eine ausgewogene Ernährung mit einem hohen Anteil an ballaststoffreichen Lebensmitteln gefördert, was sich wiederum positiv auf die Leberfunktion auswirkt.

Praktische Tipps für eine leberfreundliche Ernährung:

1. Nehmen Sie eine Vielzahl von Obst und Gemüse zu sich: Um ein breites Spektrum an Vitaminen, Mineralien und Phytonährstoffen zu gewährleisten, sollten Sie auf eine regenbogenfarbige Ernährung achten.

2. Wählen Sie Vollkorngetreide: Um die Ballaststoffzufuhr zu erhöhen und den Blutzuckerspiegel stabil zu halten, sollten Sie Vollkorngetreide wie Quinoa, braunen Reis und Hafer anstelle von verarbeiteten Getreidesorten wählen.

3. Bevorzugen Sie schlanke Proteine: Nehmen Sie magere Eiweißquellen (Fisch, Huhn, Tofu und Linsen) in Ihre Ernährung auf, um die wichtigen Aminosäuren zu erhalten, die Sie brauchen, ohne zu viele gesättigte Fette zu sich zu nehmen.

4. Fügen Sie gute Fette hinzu: Nehmen Sie Lebensmittel mit einem hohen Anteil an gesunden Fetten wie Nüsse, Samen, Avocados und Olivenöl zu sich, um das allgemeine Wohlbefinden zu fördern und die notwendigen Fettsäuren zu liefern.

5. Begrenzen Sie verarbeitete Lebensmittel und Zuckerzusätze: Essen Sie weniger Lebensmittel und Getränke mit hohem Anteil an verarbeiteten Zutaten und Zuckerzusatz, da diese die Leberbelastung und -entzündung verschlimmern können.

6. Bleiben Sie hydriert: Um den allgemeinen Wasserhaushalt aufrechtzuerhalten und die Ausscheidung von Giftstoffen zu unterstützen, sollten Sie über den Tag verteilt ausreichend Wasser trinken.

7. Mäßiger Alkoholkonsum: Übermäßiger Alkoholkonsum kann Ihre Leber schädigen. Wenn Sie sich entscheiden, Alkohol zu trinken, achten Sie darauf, dass Sie es sparsam tun, um Ihre Leber zu schonen.

8. Denken Sie an Kräutertees: Einige Kräutertees, wie grüner Tee und Löwenzahntee, können gut für die Leber sein. Lassen Sie sich von einem medizinischen Experten beraten, bevor Sie eine Kur mit pflanzlichen Mitteln beginnen.

Kapitel 3:
Entgiftungsprinzipien

Der Körper durchläuft auf natürliche Weise einen Prozess, der als Entgiftung bezeichnet wird, um Abfallstoffe und Toxine loszuwerden und so ein Maximum an Gesundheit und Leistungsfähigkeit zu erhalten. Die Entgiftung ist in erster Linie die Aufgabe der Leber, und eine Reihe von Faktoren, wie z. B. die Ernährung und die Flüssigkeitszufuhr, tragen wesentlich zu diesem Prozess bei.

Lebensmittel und Zutaten, die die Entgiftung der Leber unterstützen:

1. Kreuzblütler-Gemüse: Kreuzblütler wie Brokkoli, Blumenkohl, Rosenkohl und Grünkohl sind reich an Substanzen wie Glucosinolaten. Diese Stoffe helfen beim Abbau von Giftstoffen, indem sie die Entgiftungsenzyme der Leber unterstützen.
2. Knoblauch: Die im Knoblauch enthaltenen schwefelhaltigen Chemikalien stimulieren die Entgiftungsenzyme der Leber. Außerdem besitzt er antioxidative Eigenschaften, die die Leber vor oxidativen Schäden schützen.
3. Kurkuma: Der Hauptinhaltsstoff der Pflanze, Curcumin, hat starke entzündungshemmende und antioxidative Eigenschaften. Es erhöht die Bildung von Galle, was den Abbau von Fetten erleichtert und die Galle dazu anregt, Giftstoffe zu entfernen.
4. Ingwer: Ingwer fördert die Verdauung und hat entzündungshemmende Eigenschaften. Indem er die Leber unterstützt und den Abtransport von Abfallstoffen durch den Verdauungstrakt fördert, kann er die Entgiftung verbessern.
5. Grüner Tee: Studien haben gezeigt, dass der hohe Gehalt an Antioxidantien in grünem Tee, insbesondere in Form von Catechinen, vor Lebererkrankungen schützen und die Leberfunktion aufrechterhalten kann. Außerdem enthält er Stoffe, die den Entgiftungsprozess unterstützen.
6. Zitrusfrüchte: Vitamin C, das in Zitrusfrüchten wie Zitronen und Orangen reichlich vorhanden ist, ist ein starkes Antioxidans, das die Synthese von Glutathion fördert, das ein wichtiges Antioxidans bei der Entgiftung der Leber ist.
7. Rote Beete: Ein Stoff namens Betain unterstützt den Entgiftungsprozess der Leber. Außerdem enthalten sie Ballaststoffe und Antioxidantien, die eine gesunde Verdauung im Allgemeinen unterstützen.

8. Artischocken: Cynarin, eine in Artischocken enthaltene Substanz, regt die Bildung von Gallenflüssigkeit an, die die Fettverdauung und -ausscheidung unterstützt. Dies kann den Prozess der Entgiftung unterstützen.

9. Nüsse und Samen: Nüsse und Samen, die reich an Omega-3-Fettsäuren sind, wie z. B. Leinsamen und Chiasamen, fördern die Gesundheit der Leber insgesamt und können bei der Entgiftung helfen.

10. Lebensmittel mit hohem Proteingehalt: Eine ausreichende Eiweißzufuhr ist notwendig für die Produktion von Enzymen, die bei der Entgiftung helfen. Essen Sie eine Ernährung, die reich an magerem Fleisch, Fisch, Eiern und Hülsenfrüchten ist, neben anderen hochwertigen Proteinquellen.

Flüssigkeitszufuhr und die Rolle des Wassers bei der Entgiftung:

1. Schwemmt Giftstoffe aus: Wasser ist für den Prozess der Ausscheidung von Giftstoffen durch Schweiß und Urin unerlässlich. Die Aufrechterhaltung einer ausreichenden Flüssigkeitszufuhr garantiert die Fähigkeit der Nieren, Abfallstoffe effizient zu filtern und auszuscheiden.

2. Fördert die Funktion der Leber: Wasser ist für die Leber notwendig, um eine Reihe von Stoffwechselfunktionen, einschließlich der Entgiftung, zu erfüllen. Die Galle, eine Flüssigkeit, die bei der Verdauung und dem Abtransport von Fetten und Giftstoffen hilft, wird mit Hilfe von Wasser produziert.

3. Verbessert die Zellfunktion: Um das richtige Gleichgewicht der Elektrolyte in den Zellen aufrechtzuerhalten, ist eine ausreichende Flüssigkeitszufuhr erforderlich. Die Aufrechterhaltung dieses Gleichgewichts ist für gesunde zelluläre Prozesse wie den Abtransport von Abfallprodukten unerlässlich.

4. Verhindert Verstopfung: Um einen gesunden Stuhlgang aufrechtzuerhalten, wird Wasser benötigt. Verstopfung kann die Folge einer unzureichenden Wasserzufuhr sein, die den raschen Abtransport von Abfallstoffen aus dem Verdauungstrakt behindern kann.

5. Temperaturregulierung: Das Schwitzen und andere Prozesse, die mit der Temperaturregulierung des Körpers zu tun haben, hängen vom Wasser ab. Schwitzen fördert die allgemeine Wärmeregulierung und hilft dem Körper bei der Beseitigung einiger Giftstoffe.

6. Verbessert den Stoffwechsel: Ein gesunder Stoffwechsel hängt mit ausreichend Wasser zusammen. Der Körper kann bei allen Stoffwechselprozessen, einschließlich der Entgiftung, effizienter arbeiten, wenn er gut hydriert ist.

7. Alkalisiert den Körper: Für eine optimale Zelltätigkeit sollte der pH-Wert leicht alkalisch gehalten werden. Der pH-Wert des Körpers kann mit Hilfe von Wasser

ausgeglichen werden, insbesondere mit alkalischem Wasser, das eine entgiftende Atmosphäre schaffen kann.

8. Verringert Flüssigkeitsansammlungen: Verblüffenderweise kann die Aufrechterhaltung des Wasserhaushalts dazu beitragen, die Flüssigkeitsretention zu verringern. Der Körper neigt weniger dazu, Wasser als Verteidigungsstrategie einzubehalten, wenn er gut hydriert ist.

Tipps für eine wirksame Entgiftung:

1. Halten Sie sich hydriert: Versuchen Sie, acht Gläser Wasser oder mehr zu trinken, wenn Sie Sport treiben oder sich in einem heißen Klima aufhalten.

2. Enthalten Sie entgiftende Lebensmittel: Achten Sie darauf, dass Ihre Ernährung eine Reihe von reinigenden Lebensmitteln enthält, wie die oben aufgeführten. Bereiten Sie Mahlzeiten zu, die reich an Farben und Nährstoffen sind, um eine große Vielfalt an gesunden Verbindungen zu gewährleisten.

3. Essen Sie weniger verarbeitete Mahlzeiten: Konservierungs- und Zusatzstoffe in verarbeiteten Lebensmitteln können für die Leber schädlich sein. Wählen Sie vollwertige, unverarbeitete Lebensmittel, um den Entgiftungsprozess zu unterstützen.

4. Kontrollieren Sie Ihren Stress: Anhaltender Stress kann die Leberfunktion beeinträchtigen. Nehmen Sie stressabbauende Aktivitäten in Ihr Programm auf, wie Yoga, Meditation oder tiefe Atemtechniken.

5. Bewegen Sie sich häufig: Schwitzen, Lymphdrainage und Durchblutung werden durch körperliche Betätigung gefördert, um Giftstoffe auszuscheiden. Nehmen Sie sich Zeit für die Dinge, die Sie täglich gerne tun.

6. Mäßiger Alkoholkonsum: Der Konsum von zu viel Alkohol kann die Leber überfordern. Wenn Sie trinken, begrenzen Sie Ihren Konsum, um die Gesundheit Ihrer Leber zu schützen.

7. Genügend Schlaf bekommen: Erholsamer Schlaf ist sowohl für die Entgiftung als auch für das allgemeine Wohlbefinden notwendig. Versuchen Sie, jede Nacht zwischen sieben und neun Stunden Schlaf zu bekommen, damit sich Ihr Körper heilen und erholen kann.

Kapitel 4:
Rezepte:

Frühstücksrezepte

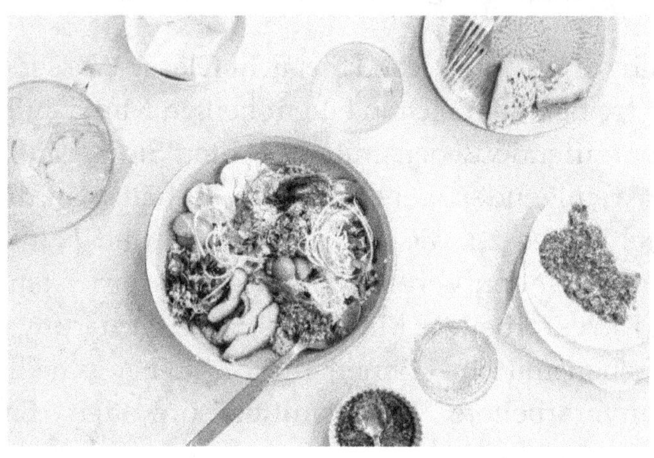

Zutaten:

- Ca. 90 g Quinoa
- 15 g Olivenöl
- 1 Zwiebel
- Ca. 90 g Blattspinat
- 1 Knoblauchzehe
- ¼ Schalotte
- Salz
- Ca. 60 g Cheddar-Käse
- ca. 20 g Parmesankäse
- 1 Ei

Vorbereitung:

1. Ein Muffinblech mit sechs Muffinförmchen einfetten und den Backofen auf 180°C vorheizen. Quinoa und Wasser in einen Kochtopf geben und zum Kochen bringen.
2. Die Hitze auf niedrige Stufe reduzieren und 12 bis 15 Minuten kochen, dann herausnehmen und abkühlen lassen.

3. Die Zwiebel in eine Pfanne mit heißem Öl geben und 4-5 Minuten anbraten. Mit Salz und Pfeffer würzen, dann den Knoblauch, die Schalotte und den Spinat hinzufügen.
4. Die Pfanne vom Herd nehmen, die Quinoa untermischen und dann die Eier einrühren.
5. Nach dem Befüllen der Muffinformen mit Teig 30 bis 35 Minuten backen.

2. Omelett

- Vorbereitung 10   Min.
- 10   Min. kochen
- Portionen: 2

Zutaten:

- 2 Eier
- eine Prise Salz
- 15 g Schnittlauch
- 15 g Pesto
- etwas Ziegenkäse
- eine Handvoll Salatblätter

Vorbereitung:

1. Eier in einer Schüssel verquirlen und bei mittlerer Hitze in die Pfanne geben.
2. Mit Schnittlauch bestreuen und das Pesto auf dem Omelett verteilen.
3. Salatblätter und Käse darüber streuen und mit Salz würzen.

3. Quiche

Zutaten:

- 60 g gehackter Grünkohl
- 2 Eier
- 2 Eiweiß
- 45 g Lauch
- 100 g gehackte Tomaten
- 50 g Paprika

Vorbereitung:

1. Heizen Sie den Ofen auf 160 °C vor und legen Sie Papierförmchen in ein Muffinblech.
2. Lauch, Eiweiß, Tomaten, Grünkohl, Eier und Paprika in einer Schüssel vermengen und in die Muffinförmchen geben.
3. Den Backofen auf 150-200 Grad vorheizen. Nach dem Herausnehmen weiter servieren.

4.   Cranberry-Leckerbissen

- Vorbereitung 10 Min.
- 10 Min. kochen
- Portionen: 4

Zutaten:

- 1 Zwiebel
- 115 g Butter (Margarine)
- 100 g gewürfelter Staudensellerie
- 130 g gehackte Preiselbeeren
- 110 g Zucker (Kokosblütenzucker)
- 5 g Salbei
- 5 g Rosmarin
- 5 g Thymian
- 30 g Petersilie
- Salz und Pfeffer
- 450 g gemahlene Wurst
- 240 ml Hühnerbrühe

Vorbereitung:

1. Die Butter in einem Topf bei mittlerer Hitze schmelzen. Danach die Zwiebel und den Sellerie anbraten.
2. Cranberries, Salbei, Zucker, Rosmarin, Petersilie und Thymian hinzufügen. Mit Pfeffer und Salz abschmecken.
3. Das Fett nach dem Braten der Wurst in einer Pfanne entfernen.

4. Nachdem Sie die Hühnerbrühe in die Schüssel gegeben haben, kombinieren Sie die Zutaten.
5. Nach dem Verzehr servieren.

5. Quinoa mit Frühlingszwiebeln

- Vorbereitung 5   Minuten
- 10   Min. kochen
- Portionen: 6

Zutaten:

- 3 Maiskolben
- 15 g Zitronenschalen
- 15 g Zitronensaft
- 115 g Butter (Margarine)
- 15 g Honig
- 2 g Salz
- 3 g Pfeffer
- 180 g Quinoa
- 3 Frühlingszwiebeln

Vorbereitung:

1. Den Mais in einen Topf geben, abdecken und zum Kochen bringen. Fünf bis sechs Minuten köcheln lassen.
2. Aus dem Kochtopf nehmen und abkühlen lassen.
3. Die restlichen Zutaten für das Dressing in einer Schüssel verrühren, darunter Zitronensaft, geschmolzene Butter, Zitronenschale, Honig und Pfeffer. Nach dem Kochen der Quinoa in einem Topf die Frühlingszwiebeln mit dem Dressing in einer Schüssel vermengen und gründlich durchschwenken.
4. Mit Salz abschmecken und servieren.

- Vorbereitung 10   Min.
- 10   Min. kochen
- Portionen: 4

Zutaten:

- 30 g Chia
- Ca. 60 g Haferflocken
- 240 ml Vanille-Cashew-Milch
- 95 g frische Heidelbeeren
- 2 Erdbeeren
- Himbeeren (nach Wahl)
- Ein paar Granola-Streusel

Vorbereitung:

1. Cashewmilch, Haferflocken und Chia in einer Schüssel mischen und in 2 Portionen aufteilen.
2. Über Nacht im Kühlschrank abkühlen lassen. Mit Beeren garnieren und servieren.

7. Tropischer Hafer

- Vorbereitung 10   Min.
- 10   Min. kochen
- Portionen: 2

Zutaten:

- 30 g Chia
- 150 g Mango
- 1 Banane
- ¼ Avocado
- 5 g Zitronensaft
- Ca. 40 g Haferflocken
- 240 ml Vanille-Cashew-Milch

Vorbereitung:

1. Haferflocken, Cashewmilch und Chiasamen mischen und in 2-3 Portionen aufteilen.
2. Über Nacht kühl stellen. Zitronensaft, Banane und Avocado in einen Mixer geben und pürieren, bis sie glatt sind.
3. Über die Hafermischung gießen und servieren

8.   Haferflocken (über Nacht)

Zutaten:

- 30 g Chia
- Ca. 60 g Haferflocken
- 240 ml Vanille-Cashew-Milch
- Ca. 60 g Pfirsich
- ¼ Pflaume
- 3 Basilikumblätter
- 5 g Kürbiskerne
- 5 g Hanfsamen

Vorbereitung:

1. Cashewmilch, Hafer, Chia und Haferflocken in einer Schüssel mischen und in 2-3 Portionen aufteilen.
2. Über Nacht kühl stellen. Herausnehmen und servieren.

9.   Grüner Entgiftungs-Smoothie

Zutaten:

- 1 Banane
- 15 g Spirulina-Pulver
- 1 grüner Apfel
- 60 ml Limettensaft
- 30 g Blattspinat
- 1 Salatgurke
- 60 ml Mandelmilch

Vorbereitung:

1. Pürieren Sie alle Zutaten in einem Mixer, bis sie fein püriert sind.
2. Anschließend in ein Glas gießen und servieren.

10. Frühstückskekse

- Vorbereitung 10   Min.
- 15   Minuten kochen

Zutaten:

- 3 Bananen
- ca. 60 g Erdnussbutter
- ca. 20 g Kakaopulver
- eine Handvoll Salz

Vorbereitung:

1. Die Ofentemperatur auf 160°C einstellen.
2. Alle Zutaten in einer Schüssel vermengen. Zu kleinen Keksen formen und auf ein geöltes Backblech legen.
3. Nach der Zugabe von Salz 12 bis 15 Minuten backen.
4. Herausnehmen und servieren.

11. Entgiftungsbrei mit Beeren

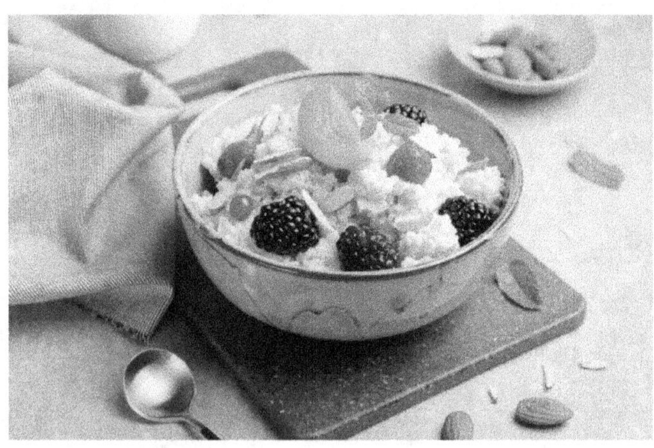

- Vorbereitung 10 Min.
- 10 Min. kochen

Zutaten:

- 85 g Haferflocken
- 240 ml Mandelmilch
- 5 g Kokosnussöl
- Ca. 150 g Beeren
- 10 g Bio-Honig
- gemischte Samen und Nüsse

Vorbereitung:

1. Die Haferflocken und die Milch in einen Topf geben und fünf bis sechs Minuten erhitzen.
2. In einen Mixer geben und zu einem glatten Püree verarbeiten.
3. In eine Schüssel geben und die gemischten Samen, Beeren und den Honig untermischen.

12. Toast mit Avocado und Ei

- Vorbereitung 5 Minuten
- 5 Minuten kochen
- Portionen: 2

Zutaten:

- 2 Eier
- 1 Avocado
- 10 g Tahin
- 10 g Kürbiskerne
- 10 g Chiasamen
- 30 g Tapenade
- schwarzer Pfeffer
- 2-4 Scheiben glutenfreies Toastbrot

Vorbereitung:

1. Avocadoscheiben auf das Toastbrot legen, mit 1-30 g Tapenadepaste belegen und mit Kürbis- und Chiasamen garnieren.
2. Das Rührei vom Herd nehmen und vor dem Servieren mit schwarzem Pfeffer würzen.

13. Süßkartoffeln mit Avocado

Zutaten:

- 1 Süßkartoffel
- 15 g Olivenöl
- 2 Knoblauchzehen
- 60 g Rübenkraut
- 110 g Babyspinat
- 5 Eier
- 1 Avocado
- Salz

Vorbereitung:

1. Nach dem Backen der Süßkartoffeln für 55-60 Minuten oder bis sie weich sind, herausnehmen und abkühlen lassen.
2. Knoblauch, Spinat und Rote Bete sollten zwei bis drei Minuten in mittelstark erhitztem Öl angebraten werden.
3. Auf zwei Schüsseln aufteilen. Nach Zugabe von Avocado, Süßkartoffeln und Eiern servieren.

14. Brombeer-Kokosnuss-Schale

Zutaten:

- Ca. 145 g Brombeeren
- 1 Banane
- Ca. 35 g Kokosnussflocken
- 240 ml Kokosnussmilch
- 5 g Chiasamen

- 5 g Kürbiskerne
- Ca. 10 g Spinat

Vorbereitung:

1. Milch, Spinat und Banane in einen Mixer geben und zu einer glatten Masse verarbeiten.
2. Nach dem Hinzufügen der Beeren die Mischung in eine Servierschüssel geben.
3. Kokosflocken, Chiasamen und Kürbiskerne darüber streuen.
4. Servieren.

15. Himbeersorbet

Zutaten:

- 125 g Himbeeren
- 110 g Zucker (Kokosblütenzucker)
- 480 ml Wasser
- 240 ml Orangensaft
- Ca. 175 g Agavendicksaft
- 60 ml Apfelessig

Vorbereitung:

1. Alle Zutaten in einen Topf geben und bei starker Hitze 8 bis 10 Minuten kochen lassen.
2. In einen Mixer geben und zu einer glatten Masse verarbeiten.
3. In eine Schüssel umfüllen und servieren.

16. Tapioka-Pudding

Zutaten:

- ca. 45 g Tapioka-Perlen
- ca. 60 g Ahornsirup
- 480 ml Mandelmilch
- ca. 40 g Kokosnussfleisch, geraspelt
- 1 und 3 g Zitronensaft

Vorbereitung:

1. Milch, Tapioka und die restlichen Zutaten in einen Topf geben. 15 Minuten bei mittlerer Hitze köcheln lassen.
2. Sobald die Mischung abgekühlt ist, kann sie auf Teller verteilt und zum Frühstück serviert werden.

17. Fruchtige Super Bowl

Zutaten:

- 280 g gefrorene Preiselbeeren
- 280 g gefrorene Pfirsiche (oder Mangos)
- 240 ml Mandelmilch
- 240ml Wasser
- Ca. 30 g Flachsmehl
- Ca. 50 g Chiasamen
- Ca. 85 g roher Honig
- Geröstete Walnüsse und geröstete Kokosnüsse zum Servieren

Vorbereitung:

1. Das Wasser und die Pfirsiche in einen Mixer geben und fein pürieren; in eine Schüssel geben.
2. Die Mandelmilch und die Cranberries pürieren, bis sie glatt sind.
3. In einer Schüssel die Fruchtpürees vermischen, dann die Leinsamen, Chiasamen und den rohen Honig unterrühren, bis alles gut vermischt ist.
4. Vor dem Servieren mindestens 10 Minuten ruhen lassen.
5. Mit gerösteten Walnüssen und gerösteter Kokosnuss.

18. Gefüllter Eierschmaus

Zutaten:

- 8 Eier
- Ca. 140 g griechischer Joghurt
- 15 g Senf
- 5 g geräucherter Paprika

- 15 g grüne Zwiebeln

Vorbereitung:

1. Die Eier in einen Kochtopf geben und erhitzen.
2. Umrühren und zehn bis fünfzehn Minuten kochen.
3. Sobald die Eier gekocht sind, halbieren Sie sie und nehmen Sie die Eigelbe heraus.
4. Die restlichen Zutaten in einer Schüssel gründlich vermischen.
5. Zu jedem Ei 15 g der Mischung hinzufügen.
6. Mit grünen Zwiebeln garniert servieren.

19. Keto-Zimtschnecken Crepes

Zutaten:

- Ca. 140 g Frischkäse, erweicht
- 6 Eier
- 5 g Zimt
- Margarine zum Braten
- 15 g Swerve (Süßstoff)
- 30 g Swerve-Granulat (Süßstoff)
- 100 g Butter (Margarine), erweicht
- 5 g Zimt

Vorbereitung:

1. Für die Crêpes alle Zutaten mit Ausnahme der Butter in einen Mixer geben und sehr fein pürieren.
2. Geben Sie einen Teil des Teigs in eine antihaftbeschichtete Pfanne, in der Sie die Butter bei mittlerer Hitze erhitzen.
3. Etwa zwei Minuten braten, dann wenden und weitere zwei Minuten braten.
4. Mit der restlichen Mischung wiederholen Sie den Vorgang.
5. Die Butter, den Zimt und das Puderzuckerpulver in einer kleinen Schüssel gut vermischen.
6. Nachdem Sie die Mischung in der Mitte des Krepps verteilt haben, rollen Sie ihn auf und servieren ihn.

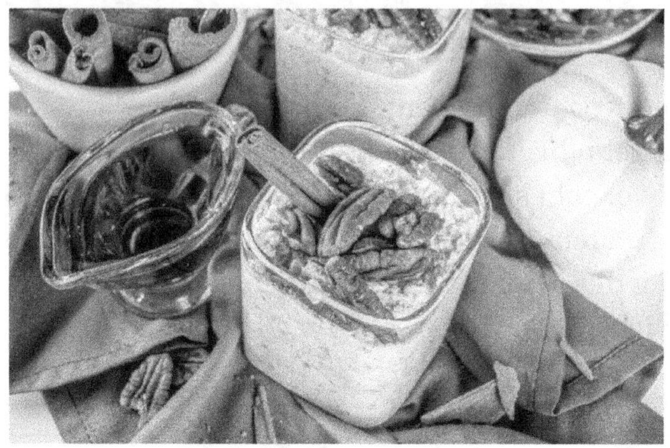

Zutaten:

- Ca. 180 g Haferflocken
- 240 ml Kokosnussmilch
- 240 ml Milch
- 5 g Kürbiskuchengewürz
- 30 g Kürbispüree
- 15 g Honig
- 3 g Butter (Margarine)

Vorbereitung:

1. Die Kokosmilch und die Milch in den Topf geben, die Butter hinzufügen und die Flüssigkeit zum Kochen bringen.
2. Haferflocken hinzufügen, mit einem Löffel gut umrühren und den Deckel schließen.
3. Die Haferflocken 7 Minuten lang bei mittlerer Hitze köcheln lassen.
4. In der Zwischenzeit den Honig, das Kürbiskuchengewürz und das Kürbispüree vermengen.
5. Wenn die Haferflocken gekocht sind, die Kürbispüree-Mischung hinzufügen und gut umrühren.
6. Das gekochte Frühstück auf die Servierplatten geben.

Zutaten:

- Ca. 180 g Quinoa
- 480 ml Milch
- 5 g Vanilleextrakt
- 5 g Honig
- 2 Bananen, in Scheiben geschnitten
- 2 g gemahlener Zimt

Vorbereitung:

1. Die Quinoa mit der Milch in den Topf geben.
2. Sobald die Quinoa die gesamte Flüssigkeit aufgesogen hat, 12 Minuten bei mittlerer Hitze und geschlossenem Deckel kochen.
3. Nachdem die Quinoa zehn bis fünfzehn Minuten abgekühlt ist, wird sie in die Gläser gefüllt.
4. Den gemahlenen Zimt, den Vanilleextrakt und den Honig hinzufügen.
5. Gründlich mischen.
6. Vor dem Servieren die Banane über die Quinoa geben und mischen.

22. Schokoladenmuffins

Zutaten:

- 2 Eier
- 15 g Olivenöl
- 240 ml Milch
- Ca. 240 g Weizenvollkornmehl
- 5 g Backpulver
- 2 g Backpulver
- 5 g Zimt
- Ca. 170 g Schokoladenstücke

Vorbereitung:

1. In einer Schüssel alle trockenen Zutaten miteinander vermischen.

2. Mischen Sie alle trockenen Zutaten in einer separaten Schüssel.
3. Kombinieren Sie die trockenen und feuchten Komponenten.
4. Die Schokoladensplitter hinzufügen und gründlich vermischen.
5. Füllen Sie die vorbereiteten Muffinförmchen zu zwei Dritteln mit dem Teig und verteilen Sie ihn auf 8-12 Förmchen.
6. 18 bis 20 Minuten bei 190°C backen.
7. Nach dem Backen herausnehmen und servieren.

23. Chia-Pudding mit Matcha

Zutaten:

- Ca. 160 g Chiasamen
- 5 g roher Honig
- 480 ml Mandelmilch
- 5 g Matcha-Grünteepulver
- 30 g Saft aus frischer Roter Bete
- 1 ganze Ananas
- 240 ml frisch gepresster Zitronensaft
- 1 Kopf frischer Ingwer
- Geröstete Mandeln und Feigen zum Servieren

Vorbereitung:

1. Je die Hälfte der Chiasamen, des Rohhonigs, der Mandelmilch und des Matcha-Grünteepulvers in den Mixer geben und sehr fein pürieren; in eine Schüssel geben.
2. Rote-Bete-Schicht: Rote Bete und Ingwer mit den restlichen Chiasamen, Rohhonig, Vanille und Kokosmilch glatt pürieren und in eine separate Schüssel geben. Die frische Ananas in einer Küchenmaschine fein pürieren.
3. Zum Servieren den Chia-Pudding in den Boden der Gläser schichten, dann die pürierte Ananas und schließlich die Rote-Bete-Schicht.
4. Mit Feigen und gerösteten Mandeln zum Verfeinern.

Zutaten:

- 240 ml Mandelmilch
- 5 g Spirulina-Pulver
- 5 g roher Honig
- 60 g Chiasamen
- 60 g griechischer Joghurt, zum Servieren
- ca. 125 g frische Preiselbeeren, zum Servieren
- Ca. 190 g frische Heidelbeeren
- Ca. 120 g geröstete Mandeln

Vorbereitung:

1. Alle Zutaten in einer Schüssel gründlich miteinander vermischen und über Nacht in den Kühlschrank stellen.
2. Zum Servieren ein Drittel der Beeren und gerösteten Mandeln auf die Hälfte des Joghurts in einem Glas schichten; diesen Vorgang fortsetzen, bis das Glas gefüllt ist.

25. Zwiebel-Omelett

Zutaten:

- 2 Eier
- 2 g Salz
- 2 g schwarzer Pfeffer
- 15 g Olivenöl
- Ca. 60 g Cheddar-Käse
- 2 g Basilikum
- ca. 50 g rote Zwiebel

Vorbereitung:

1. Alle Zutaten in einer Schüssel gründlich vermischen.
2. Die Eiermasse in eine Pfanne mit erhitztem Olivenöl geben.
3. Auf jeder Seite ein bis zwei Minuten braten.

4. Sobald das Omelett gar ist, aus der Pfanne nehmen und servieren.

Hauptmahlzeiten

- Dauer: 15 Minuten

Inhaltsstoffe

- 1 Papaya
- 60 g Mozzarella
- ½ rote Chilischote
- 5 g Rapsöl
- 2 g Chili-Öl
- Basilikum
- Salz

Wegbeschreibung

5. Den Mozzarella abtropfen lassen und in Scheiben schneiden.
6. Die Papaya schälen, entkernen und der Länge nach halbieren.
7. Die Chili waschen, halbieren und in dünne Streifen schneiden. Das Basilikum waschen und die Blätter abzupfen.
8. Abwechselnd Mozzarella- und Papayascheiben darauf anrichten. Beide Öle mischen, mit Salz würzen und über das Carpaccio träufeln.

Ernährung

- Energie 197 kcal
- Fett 10 g
- Kohlenhydrate 17 g
- Eiweiß 8 g

- Dauer: 15 Minuten

Inhaltsstoffe

- 1 kleine Salatgurke
- 75 g körniger Frischkäse
- 3 Kirschtomaten
- Basilikum
- 5 g Sonnenblumenkerne
- Salz-Pfeffer

Wegbeschreibung

1. Gurke und Tomaten waschen, Gurke halbieren und entkernen, Tomaten in Würfel schneiden.
2. Die Sonnenblumenkerne in einer beschichteten Pfanne rösten, bis sie hellbraun sind.
3. Frischkäse, Tomatenwürfel und Sonnenblumenkerne mischen und mit Salz und Pfeffer würzen.
4. Die Tomaten-Frischkäse-Mischung in die Gurkenhälften geben und mit Basilikum bestreuen.

Ernährung

- Energie 100 kcal
- Fett 3 g
- Kohlenhydrate 5 g
- Eiweiß 12 g

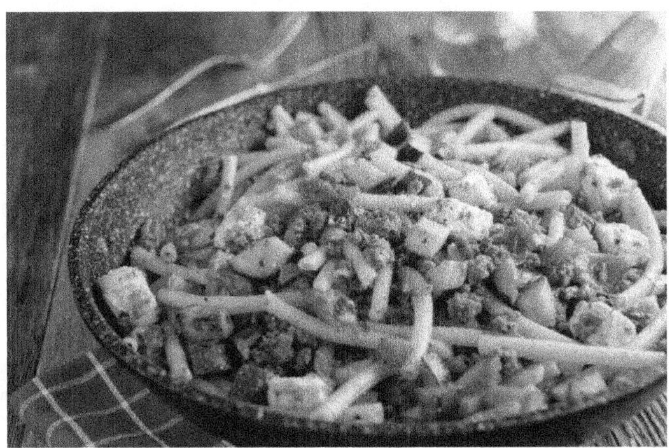

- Dauer: 15 Minuten

Inhaltsstoffe

- 100 g Vollkornnudeln
- 60 g Schafskäse
- 75 g sonnengetrocknete Tomaten in Öl
- 1 Knoblauchzehe
- 1 Strauß Basilikum
- Salz-Pfeffer

Wegbeschreibung

1. Wenn die Nudeln al dente sind, kochen Sie sie in Salzwasser.
2. Die Knoblauchzehe schälen und grob schneiden. Die Basilikumblätter abspülen und grob hacken. Die Tomaten abtropfen lassen, dabei das Öl auffangen, dann hacken. Den Schafskäse grob zerbröckeln.
3. Knoblauch und Tomaten in 30 g heißem Tomatenöl anbraten. Das Basilikum und den Schafskäse unterrühren.
4. Nach dem Abgießen die Nudeln in die Pfanne geben, durchschwenken und mit Pfeffer und Salz würzen.

Ernährung

- Energie 595 kcal

- Fett 23 g
- Kohlenhydrate 70 g
- Eiweiß 26 g

29. Orientalischer Blattspinat

- Dauer: 15 Minuten

Inhaltsstoffe

- 200 g Blattspinat (gefroren)
- 35 ml Gemüsebrühe
- 50 g fettarmer Joghurt
- ½ Zwiebel
- 15 g getrocknete Kokosnuss
- ½ Knoblauchzehe
- Currypulver
- Kreuzkümmel
- Salz-Pfeffer

Wegbeschreibung

1. Die Zwiebel und der Knoblauch werden geschält und gewürfelt, der Knoblauch wird gepresst.
2. Die Gemüsebrühe in einem Topf zum Kochen bringen, Zwiebel, Knoblauch und Spinat hinzufügen und etwa 15 Minuten köcheln lassen.
3. Die getrockneten Kokosnüsse in einer beschichteten Pfanne goldbraun rösten. Den Joghurt mit dem Currypulver, Salz und Pfeffer verrühren.
4. Den Spinat mit Kreuzkümmel, Salz, Pfeffer und Joghurt würzen.

Ernährung

- Energie 98 kcal
- Fett4 g
- Kohlenhydrate 5 g
- Eiweiß 9 g

- Dauer: 15 Minuten

Inhaltsstoffe

- 150 g grüne Bohnen (gefroren)
- 200 ml Gemüsebrühe
- Salz-Pfeffer
- 50 g Vollkorngrieß (Grieß)
- 30 g Blauschimmelkäse
- getrockneter Thymian

Wegbeschreibung

1. Die Bohnen mit etwas Salz in einem Topf mit kochendem Wasser etwa 8 Minuten kochen.
2. In einem anderen Topf die Gemüsebrühe zum Kochen bringen, etwas Thymian einrühren, Dinkelgrieß einrühren und zugedeckt etwa 5 Minuten quellen lassen
3. Die Bohnen abtropfen lassen und den Blauschimmelkäse in Würfel schneiden.
4. Den Grieß mit Salz und Pfeffer würzen und in eine Auflaufform geben. Mit Bohnen bedecken, mit Käse bestreuen und kurz überbacken lassen (180°). Nach Geschmack mit Pfeffer würzen.

Ernährung

- Energie 317 kcal
- Fett 11 g
- Kohlenhydrate 37 g
- Eiweiß 16 g

- Dauer: 15 Minuten

Inhaltsstoffe

- 40 g Instant-Maisgrütze

- 140 g Mais in Dosen
- 30 g Rapsöl
- 2 Eier
- 70 ml fettarme Milch
- 100 g Dinkelmehl
- 80 g Frischkäse
- Schnittlauch
- Salz-Pfeffer

Wegbeschreibung

1. 200 ml Wasser mit etwas Salz in einem Topf zum Kochen bringen und den Maisgrieß einrühren. Den Topf von der Platte nehmen und 50 ml Milch hinzufügen. Auskühlen lassen. Den Schnittlauch waschen und fein hacken. Den Mais abtropfen lassen.
2. Die Maisgrütze mit den Eiern, dem Mais, dem Mehl und der Hälfte des Schnittlauchs vermischen und mit Pfeffer würzen.
3. Das Öl in einer beschichteten Pfanne erhitzen und den Teig portionsweise hineingeben. Nach ca. 2 Minuten wenden und goldbraun backen. Restliche Milch und Schnittlauch mit Frischkäse verrühren und mit Salz und Pfeffer würzen.
4. Die Maispfannkuchen auf Papiertüchern abtropfen lassen und auf einem Teller anrichten. Mit dem Frischkäse servieren.

Ernährung

- Energie 557 kcal
- Fett 24 g
- Kohlenhydrate 60 g
- Eiweiß 23 g

32. Nudeln mit Lauch

- Dauer: 20 Minuten

Inhaltsstoffe

- 60 g Vollkornnudeln
- 2 Lauchstangen

- 100 g Kirschtomaten
- 10 g Haselnüsse
- 15 g Olivenöl
- 5 g Parmesankäse
- Salz-Pfeffer

Wegbeschreibung

1. Die Nudeln in Salzwasser "al dente" kochen. Den Lauch und die Tomaten waschen. Die Tomaten halbieren und den Lauch in Ringe schneiden.
2. Das Öl in einer beschichteten Pfanne erhitzen, den Lauch hinzufügen und 3 Minuten braten. Haselnüsse zugeben, kurz anbraten, Tomaten und 90 ml Wasser zugeben, 2 Minuten kochen. Mit Salz und Pfeffer abschmecken.
3. Die Nudeln abgießen und mit dem Lauch und den Tomaten in der Pfanne mischen. Mit Salz und Pfeffer abschmecken.
4. Die Nudeln auf einem Teller anrichten und mit Parmesan bestreuen.

pro Portion

- Energie 387 kcal
- Fett 14 g
- Kohlenhydrate 49 g
- Eiweiß 14 g

33. Pikanter Melonensalat

- Dauer: 20 Minuten

Inhaltsstoffe

- ½ Melone (Galia)
- 60 g Mozzarella
- 50 g Himbeeren
- 50 g Römischer Kopfsalat
- 15 g Olivenöl
- 15 g weißer Balsamico-Essig
- Salz-Pfeffer

Wegbeschreibung

1. Das Dressing mit Balsamico-Essig und 50 ml Wasser mischen. Nach und nach das Olivenöl hinzufügen und mit einem Schneebesen verrühren. Mit Salz und Pfeffer abschmecken.
2. Den Mozzarella abtropfen lassen und in Scheiben schneiden. Himbeeren waschen und abtropfen lassen. Die Melone entkernen und das Fruchtfleisch entfernen. Den Römersalat waschen.
3. Den Römersalat in einer Schüssel mit ein wenig Dressing mischen.
4. Die Salatblätter mit Melone und Himbeeren garnieren und mit dem restlichen Dressing beträufeln.

Ernährung

- Energie 141 kcal
- Fett 8 g
- Kohlenhydrate 8 g
- Eiweiß 8 g

34. Nudeln mit Ziegenkäse

- Dauer: 20 Minuten

Inhaltsstoffe

- 80 g Vollkornnudeln
- 60 g sonnengetrocknete Tomaten in Öl
- 60 g junger Ziegenkäse
- 1 Knoblauchzehe
- Salz-Pfeffer
- Basilikum

Wegbeschreibung

1. Die Nudeln in Salzwasser al dente kochen.
2. Die Tomaten abtropfen lassen und das Öl auffangen. Knoblauch schälen und fein hacken. Das Basilikum waschen und die Blätter grob hacken. Den Käse zerbröckeln.

3. Etwa 10 g des Tomatenöls in einer Pfanne erhitzen und die Tomaten und den Knoblauch kurz anbraten. Käse und Basilikum hinzufügen.
4. Die Nudeln abgießen und in die Pfanne geben. Gut mischen und pfeffern.

Ernährung

- Energie 590 kcal
- Fett 23 g
- Kohlenhydrate 66 g
- Eiweiß 25 g

35. Gurkenkompott

- Dauer: 20 Minuten

Inhaltsstoffe

- 1 Salatgurke
- 2 Möhren
- 35 ml Gemüsebrühe
- 10 g Parmesankäse
- Basilikum
- Salz-Pfeffer

Wegbeschreibung

1. Die Gurke und die Möhren waschen. Die Gurke der Länge nach halbieren und entkernen, die Möhren putzen.
2. Die Gurke und die Möhren in lange, dünne Streifen schneiden.
3. Die Gemüsebrühe in einem Topf zum Kochen bringen, Karottenstreifen hinzufügen und etwa 4 Minuten köcheln lassen. Basilikum waschen und einige Blätter für die Dekoration aufheben, den Rest in kleine Stücke schneiden.
4. Die Gurkenstreifen etwa 2 Minuten köcheln lassen. Das Gemüse auf einem Teller anrichten, mit Parmesan bestreuen und mit Basilikum garnieren.

Ernährung

- Energie 82 kcal

- Fett 3 g
- Kohlenhydrate 8 g
- Eiweiß 5 g

- Dauer: 20 Minuten

Inhaltsstoffe

- 2 Zucchini
- 2 Chicorée
- 100 g Tofu
- 15 g Rohrzucker
- 5 g Olivenöl
- 5 g rosa Pfefferbeeren
- Rosmarin
- Salz-Pfeffer

Wegbeschreibung

1. Das Gemüse und den Rosmarin waschen. Die Zucchini der Länge nach halbieren und in Scheiben schneiden. Die Blätter vom Chicorée entfernen, die Spitzen abschneiden und die Blätter in Streifen schneiden. Die Rosmarinnadeln hacken. Den Tofu mit Küchenpapier abtupfen und in Würfel schneiden.
2. Das Olivenöl in einer Pfanne erhitzen und die Zucchinischeiben dazugeben. Salzen und zugedeckt etwa 3 Minuten braten. Chicoréestreifen hinzufügen und weitere 2 Minuten kochen.
3. Den Zucker mit 15 g Wasser in einer beschichteten Pfanne karamellisieren lassen. Die Pfanne von der Platte nehmen und den Tofu hinzufügen. Mit Salz und Rosmarin würzen. Die Pfefferbeeren zerdrücken und über den Tofu gießen.
4. Die Chicorée-Spitzen in den Topf geben, das Gemüse erneut erhitzen und mit Salz und Pfeffer würzen.

Ernährung

- Energie 275 kcal
- Fett 11 g

- Kohlenhydrate 22 g
- Eiweiß 3 g

37. Tomatensalat mit Mango

- Dauer: 20 Minuten

Inhaltsstoffe

- 125 g Tomaten (rot, gelb)
- 1 Mango
- ¼ Römischer Salat Herz
- 1 Frühlingszwiebel
- 30 g Mozzarella
- 15 g Olivenöl
- 15 g Balsamico-Essig
- Basilikum
- Salz
- Pfeffer

Wegbeschreibung

1. Die Tomaten waschen und in Spalten schneiden, die Mango schälen und in Scheiben schneiden. Die Tomaten und die Mango mit Salz und Pfeffer würzen.
2. Waschen Sie den Salat und schneiden Sie ihn in kleine Stücke. Die Zwiebel in Ringe schneiden. Mozzarella abtropfen lassen, würfeln, waschen und das Basilikum fein hacken.
3. Den Salat mit den Mozzarellawürfeln garnieren.

Ernährung

- Energie 179 kcal
- Fett 9 g
- Kohlenhydrate 14 g
- Eiweiß 8 g

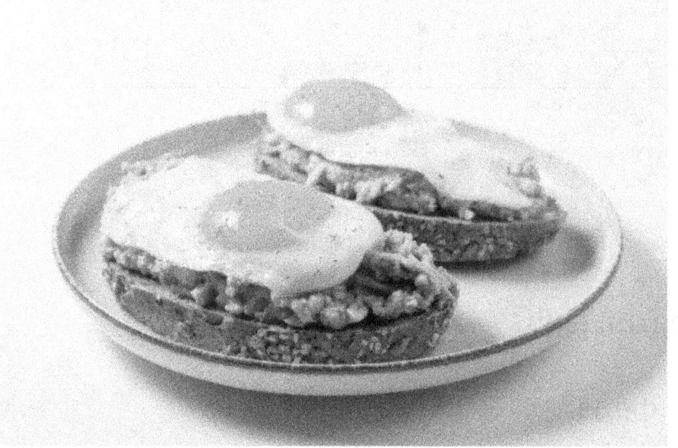

- Dauer: 20 Minuten

Inhaltsstoffe

- 1 Ei
- 1 Zucchini
- 1 Tomate
- 5 g Olivenöl
- Dill
- 1 Frühlingszwiebel
- Salz
- Pfeffer
- Tabasco

Wegbeschreibung

1. Die Zucchini und die Tomate waschen und in Würfel schneiden. Die Frühlingszwiebel in Ringe schneiden.
2. Wasser zum Kochen bringen und das Ei etwa 5 bis 6 Minuten kochen lassen. Zucchini, Tomate und Frühlingszwiebel mischen, den Dill waschen und fein hacken.
3. Olivenöl und etwas Dill zu dem Gemüse geben. Mit Salz, Pfeffer und ein wenig Tabasco abschmecken. Die Salsa in ein Glas gießen (etwas für die Dekoration aufheben).

4. Das Ei schälen, in das Glas legen und so einschneiden, dass das Eigelb sichtbar ist. Leicht salzen und mit der restlichen Salsa und den Dillspitzen garnieren.

Ernährung

- Energie 98 kcal
- Fett 6 g
- Kohlenhydrate 2 g
- Eiweiß 7 g

39. Pfannen-Artischocken

- Dauer: 25 Minuten

Inhaltsstoffe

- 100 g Artischockenherzen (Dose)
- 50 g Kirschtomaten
- ½ Zwiebel
- 1 Ei
- ½ Knoblauchzehe
- 5 g Olivenöl
- 5 g Tomatenmark
- 25 g Schafskäse
- Salz-Pfeffer

Wegbeschreibung

1. Die Artischockenherzen abtropfen lassen und halbieren. Die Tomaten. Die Zwiebel und den Knoblauch schälen und würfeln.
2. Mischen Sie das Ei, das Tomatenmark, die Milch, das Salz und den Pfeffer in einer Schüssel.
3. Das Öl in einer beschichteten Pfanne erhitzen und die Zwiebel und den Knoblauch anbraten. Die Artischocken hinzugeben und alles leicht anbraten lassen. Die Hitze reduzieren und die Tomaten hinzufügen.
4. Den Schafskäse zerbröckeln. Den Teig in der Pfanne wenden und mit dem Käse bestreuen.

Ernährung

- Energie 246 kcal
- Fett 14 g
- Kohlenhydrate 8 g
- Eiweiß 21 g

40. Gemischter Salat

- Dauer: 25 Minuten

Inhaltsstoffe

- 125 g Kirschtomaten
- 1 Herz des Römersalats
- ½ Salatgurke
- 75 g Joghurt
- 2 g Gemüsebrühe
- 25 ml Milch
- ½ Knoblauchzehe
- 5 g Gartenkräuter
- Kräutersalz, Pfeffer
- 5 g weißer Balsamico-Essig

Wegbeschreibung

1. Kopfsalat und Gemüse waschen. Die Tomaten halbieren und die Gurke in Scheiben schneiden. Den Salat aufheben. Alles in einer Schüssel mischen.
2. Für das Dressing die Knoblauchzehe schälen und mit Milch, Gemüsebrühe und Gartenkräutern pürieren. Mit Salz und Pfeffer abschmecken.
3. Das Dressing über den Salat gießen und gut vermischen.

Ernährung

- Energie 75 kcal
- Fett 2 g
- Kohlenhydrate 8 g
- Eiweiß 5 g

- Dauer: 25 Minuten

Inhaltsstoffe

- 1 Möhre
- 1 Kartoffel
- 1 Petersilienwurzel
- 6 Stängel Rucola
- 220 ml Gemüsebrühe
- 5 g Mandelblättchen
- Salz
- Pfeffer
- Muskatnuss

Wegbeschreibung

1. Die Kartoffel waschen und schälen. Die Karotte und die Petersilienwurzel schälen und in Scheiben schneiden, den Rucola fein hacken.
2. Die Gemüsebrühe in einem Topf zum Kochen bringen, das Gemüse dazugeben, aufkochen und etwa 15 Minuten kochen lassen.
3. Die Suppe fein pürieren und mit Salz, Pfeffer und Muskatnuss abschmecken.
4. Die Suppe mit gehackten Mandeln und Rucola garnieren.

Ernährung

- Energie99 kcal
- Fett2 g
- Kohlenhydrate 15 g
- Eiweiß 4 g
- Dauer: 25 Minuten

Inhaltsstoffe

- 200 g Champignons
- 50 g Löwenzahn
- 75 ml Gemüsebrühe

- 5 g Olivenöl
- 15 g weißer Balsamico-Essig
- Salz
- Pfeffer

Wegbeschreibung

1. Der Löwenzahn wird gewaschen und in kleine Stücke geschnitten. Die Champignons sorgfältig putzen und vierteln.
2. Die Hälfte der Gemüsebrühe in einer beschichteten Pfanne zum Kochen bringen. Die Hälfte der Pilze zugeben und zugedeckt ca. 2 Minuten kochen. Den Deckel abnehmen und kochen lassen, bis die Flüssigkeit verdampft ist (häufig umrühren).
3. Die Champignons in einer Schüssel mit Salz und Pfeffer würzen. Mit den restlichen Pilzen wie in Schritt 2 beschrieben verfahren.
4. Die restliche Gemüsebrühe in der Pfanne erhitzen und das Dressing aus Essig und Öl herstellen. Mit Salz und Pfeffer abschmecken.
5. Das Dressing mit den Pilzen mischen und mit dem Löwenzahn garnieren.

Ernährung

- Energie 66 kcal
- Fett 2 g
- Kohlenhydrate 4 g
- Eiweiß 7 g

42. Salat mit Frischkäse

- Dauer: 25 Minuten

Inhaltsstoffe

- 125 g Babyspinat
- 75 g Radicchio
- 1 Tomate
- ½ Orange
- 25 g Frischkäse
- 15 g Olivenöl
- 25 g Magerquark

- 15 g weißer Balsamico-Essig
- Basilikum
- Salz
- Pfeffer

Wegbeschreibung

1. Den Spinat und den Radicchio waschen. Den Radicchio in Streifen schneiden. Die Tomate wird gewaschen, halbiert, entkernt und in Keile geschnitten.
2. Radicchio, Spinat und Tomatenspalten in eine Schüssel geben. Die Orange filetieren und den Saft in einer Schüssel auffangen. Die Orangenfilets mit dem Salat mischen.
3. Das Basilikum waschen und hacken. Frischkäse, Quark und Basilikum vermengen und mit Salz und Pfeffer würzen. Mit feuchten Händen kleine Kugeln formen.
4. Für das Dressing Essig, Öl, Salz und Pfeffer mit dem Orangensaft verrühren. Das Dressing über den Salat gießen und mit den Frischkäsekugeln garnieren.

Ernährung

- Energie 198 kcal
- Fett 11 g
- Kohlenhydrate 11 g
- Eiweiß 11 g

43. Eier in Senfsoße

- Dauer: 25 Minuten

Inhaltsstoffe

- 2 Eier
- 1 Zwiebel
- 60 g Weizenkörner (in einer Kochtüte)
- 15 g Rapsöl
- 100 ml fettarme Milch
- 15 g Senf
- 15 g Dinkelmehl

- 5 g Weißweinessig
- Salz-Pfeffer
- 5 g Currypulver
- Kerbel

Wegbeschreibung

1. Die Zwiebel wird gewürfelt und geschält, der Kerbel wird gewaschen und fein gehackt.
2. Den Weizen in kochendem Salzwasser nach Packungsanweisung kochen. Die Gemüsebrühe erhitzen.
3. Das Rapsöl in einem Topf erhitzen und die Zwiebelwürfel darin glasig dünsten. Currypulver und Dinkelmehl zugeben und unter Rühren anschwitzen. Langsam mit dem Schneebesen die Milch einrühren. Die Sauce bei schwacher Hitze etwa 10 Minuten köcheln lassen (gelegentlich umrühren). Senf und Essig zugeben und mit Salz und Pfeffer abschmecken. Nach Belieben etwas Zucker hinzufügen.
4. Die Eier werden etwa 6 Minuten lang gekocht, geschält und halbiert. Mit Sauce und Kerbel garnieren. Den Weizen unterheben.

Ernährung

- Energie 574 kcal
- Fett 27 g
- Kohlenhydrate 53 g
- Eiweiß 29 g

44. Truthahn-Buchweizengrütze

- Dauer: 25 Minuten

Inhaltsstoffe

- 60 g Buchweizengrütze
- 1 Putenschnitzel
- 1 Bündel Frühlingszwiebeln
- 15 g Olivenöl
- 75 g Joghurt
- 25 g Gartenkräuter

- Salz
- Pfeffer

Wegbeschreibung

1. Etwa 450 ml Wasser zum Kochen bringen. Die Buchweizengrütze waschen und abtropfen lassen. In das Wasser geben und erneut zum Kochen bringen. Auf kleiner Flamme 5 bis 6 Minuten quellen lassen (gelegentlich umrühren).
2. Die Frühlingszwiebeln waschen, putzen, in Ringe schneiden und zu den Grützen geben. Zugedeckt 5 bis 6 Minuten kochen.
3. Das Putenschnitzel waschen und in Streifen schneiden. Das Öl in einer Pfanne erhitzen und die Putenschnitzel darin etwa 4 Minuten goldbraun braten.
4. Waschen Sie die Kräuter und hacken Sie sie fein. Einige beiseite stellen, den Rest in den Topf mit der Grütze geben. Mit Salz und Pfeffer abschmecken und gut umrühren.
5. Die Grütze und die Putenstreifen mit den restlichen Kräutern garnieren. Den Joghurt glatt rühren und dazugeben.

Ernährung

- Energie 535 kcal
- Fett 11 g
- Kohlenhydrate 60 g
- Eiweiß 46 g

45. Sellerie und Gemüserelish

- Dauer: 30 Minuten

Inhaltsstoffe

- 1 Knollensellerie
- 1 Zucchini
- 1 Zwiebel
- 65 ml Gemüsebrühe
- ½ Knoblauchzehe
- ½ rote Chilischote
- 1 getrocknete Tomate (ohne Öl)

- 2 grüne Oliven
- 5 g Olivenöl
- 5 g Weißweinessig
- Salz-Pfeffer

Wegbeschreibung

1. Staudensellerie und Zucchini waschen. Sellerie in Scheiben schneiden, Zucchini würfeln. Die Zwiebel und den Knoblauch schälen und würfeln.
2. Die Gemüsebrühe in einem Topf zum Kochen bringen und die Selleriescheiben hinzufügen. Zugedeckt 10 Minuten kochen lassen.
3. Die Chilischote entkernen und fein hacken. Die getrocknete Tomate in Streifen schneiden.
4. Die Selleriescheiben herausnehmen und warm halten. Tomatenstreifen, Zwiebel, Knoblauch und Chili in die Brühe geben und alles etwa 8 bis 10 Minuten kochen lassen. Die Oliven in Ringe schneiden und zusammen mit den Zucchiniwürfeln in die Brühe geben. Weitere 2 Minuten kochen lassen, dann Essig und Olivenöl hinzufügen und mit Salz und Pfeffer abschmecken.
5. Die Staudenselleriescheiben auf einem Teller anrichten und mit dem Relish garnieren.

Ernährung

- Energie 90 kcal
- Fett 3 g
- Kohlenhydrate 8 g
- Eiweiß 6 g

46. Thailändischer Salat

- Dauer: 30 Minuten

Inhaltsstoffe

- ½ Bund Radieschen
- 200 g Wassermelone
- 75 g Rakete
- 1 rote Zwiebel

- 2 cm Ingwer
- 15 g schwarzer Sesam
- 75 g Frischkäse
- ½ Kalk
- 5 g Sojasauce
- 5 g Sesamöl
- 5 g Chilisauce
- 15 g Olivenöl

Wegbeschreibung

1. Die Radieschen, den Rucola und die Petersilie waschen. Schneiden Sie die Radieschen in Scheiben. Die Petersilienblätter klein zupfen. Die Melone entkernen und das Fruchtfleisch entfernen. Den Ingwer schälen und fein reiben. Den Limettensaft in einer Schüssel auspressen.
2. Die Sesamsamen in einer fettfreien Antihaft-Pfanne rösten.
3. Bereiten Sie das Dressing aus Limettensaft, Ingwer, Sojasauce, Oliven- und Sesamöl und Chilisauce zu.
4. Rucola, Radieschen, Zwiebelwürfel und Wassermelone mit dem Dressing mischen. Den Frischkäse darauf verteilen und den Salat mit Sesam bestreuen.

Ernährung

- Energie 372 kcal
- Fett 23 g
- Kohlenhydrate 22 g
- Eiweiß 16 g

Smoothies

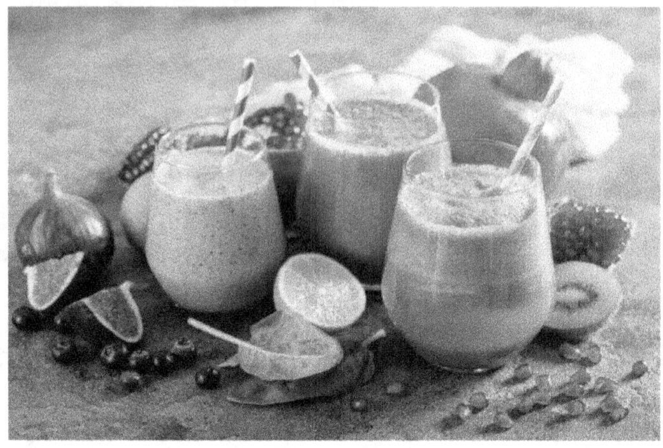

- Dauer: 5 Minuten

Inhaltsstoffe

- 50 g Apfelmus
- 50 g fettarmer Joghurt
- 100 ml Quarkmilch
- 15 g Sanddornfruchtfleisch
- 15 g Hagebuttenfruchtfleisch
- Eiswürfel
- Zitronenmelisse

Wegbeschreibung

5. Die Zitronenmelisse waschen und die Blätter abzupfen.
6. Hagebutten- und Sanddornfruchtfleisch, Apfelmus, Joghurt und saure Milch pürieren.
7. Eiswürfel in ein Glas geben und den Smoothie darüber gießen.

Ernährung

- Energie 193 kcal
- Fett 7 g

- gesättigte Fettsäuren 1,7 g
- Kohlenhydrate 22 g
- Zuckerzusatz 0 g
- Ballaststoffe 1 g
- Eiweiß 8 g

48. Cranberry-Smoothie

- Dauer: 10 Minuten

Inhaltsstoffe

- 100 g Preiselbeeren
- 1 Granatapfel
- 150 g fettarmer Joghurt
- 250 ml fettarme Milch
- Eiswürfel

Wegbeschreibung

1. Den Granatapfel am Kelchansatz aufschneiden, auseinander drücken und die Kerne in einer Schüssel auffangen. 15 g der Granatapfelkerne für die Dekoration aufheben.
2. Die restlichen Kerne mit Joghurt und Cranberries in einer Schüssel fein pürieren, Eiswürfel und Milch dazugeben und noch einmal mixen.
3. Den Smoothie in Gläser füllen und mit den Granatapfelkernen garnieren.

Ernährung

- Energie 152 kcal
- Fett 4 g
- gesättigte Fettsäuren 2 g
- Kohlenhydrate 19 g
- Zuckerzusatz 0 g
- Ballaststoffe 3 g
- Eiweiß 7 g

- Dauer: 10 Minuten

Inhaltsstoffe

- 30 g Haferflocken
- 250 g Himbeeren
- 300 ml Sojadrink
- 100 g griechischer Joghurt
- 15 g Honig
- Zimt

Wegbeschreibung

1. Nach dem Waschen und Sortieren füllt man die Himbeeren mit Joghurt, Sojadrink und Honig in ein hohes Gefäß und püriert alles fein.
2. Füllen Sie den Smoothie in Gläser.

Ernährung

- Energie 210 kcal
- Fett 9 g
- gesättigte Fettsäuren 3,6 g
- Kohlenhydrate 20 g
- Zuckerzusatz 8 g

50. Scharfer Avocado-Smoothie

- Dauer: 15 Minuten

Inhaltsstoffe

- ½ Avocado
- 160 ml Kefir
- 1 Frühlingszwiebel
- 150 g fettarmer Joghurt
- ½ Kalk

- 3 g Wasabi-Paste
- Salz-Pfeffer
- Koriander
- Eiswürfel

Wegbeschreibung

1. Den Koriander waschen und die Blätter abzupfen. Die Frühlingszwiebeln waschen und in Ringe schneiden. Das Fruchtfleisch der Avocado aus der Schale lösen. Alle Zutaten in ein hohes Gefäß geben.
2. Die Limette auspressen und etwa 50 ml Saft zu der Avocado geben. Dann Wasabi, Kefir und Joghurt hinzugeben und fein pürieren, dabei nach und nach die Eiswürfel hinzufügen.
3. Mit Salz und Pfeffer abschmecken und den Smoothie in Gläser füllen.

Ernährung

- Energie 172 kcal
- Fett 11 g
- gesättigte Fettsäuren 2,3 g
- Kohlenhydrate 7 g
- Zuckerzusatz 0 g
- Ballaststoffe 25 g
- Eiweiß 7 g

51. Erdbeer-Smoothie

- Dauer: 10 Minuten

<u>Inhaltsstoff</u>e

- 100 g Erdbeeren
- 1 Bio-Limette
- 100 ml Rhabarbersaft, ungesüßt
- 30 g Magerquark
- 5 g Honig
- Eiswürfel

Wegbeschreibung

1. Die Erdbeeren waschen und eine zum Garnieren beiseite legen. Die restlichen Erdbeeren vierteln und in ein hohes Gefäß geben.
2. Reiben Sie die Schale der Limette ab, halbieren Sie sie und legen Sie sie auf einen Teller. Drücken Sie Ihr Trinkglas hinein, so dass es einen grünen Rand bekommt.
3. Die Hälfte der Limette auspressen und 30 g Saft zu den Erdbeeren geben. Quark und Rhabarbersaft hinzufügen, fein pürieren und mit Honig abschmecken.
4. Geben Sie Eiswürfel in das vorbereitete Glas, füllen Sie den Smoothie ein und dekorieren Sie ihn mit der Erdbeere.

Ernährung

- Energie 128 kcal
- Fett 1 g
- gesättigte Fettsäuren 0 g
- Kohlenhydrate 19 g
- Zuckerzusatz 5,3 g
- Ballaststoffe 25 g
- Eiweiß 7 g

52. Tomatensmoothie

- Dauer: 10 Minuten

Inhaltsstoffe

- ½ Salatgurke
- 250 g Kirschtomaten
- 100 ml Kefir
- Dill
- Salz
- Pfeffer
- Chilipulver
- Eiswürfel

Wegbeschreibung

1. Die Gurke schälen, entkernen und würfeln, die Tomaten waschen und halbieren. Den Dill waschen und die Fähnchen abzupfen.
2. 2/3 des Dills mit den Tomaten, dem Kefir und den Eiswürfeln auf höchster Stufe mixen. Mit Salz, Pfeffer und Chilipulver würzen.
3. Den Smoothie in ein Glas gießen und mit Dill garnieren.

Ernährung

- Energie 114 kcal
- Fett 2 g
- gesättigte Fettsäuren 1,1 g
- Kohlenhydrate 14 g
- Zuckerzusatz 0 g
- Ballaststoffe 3,5 g
- Eiweiß 7 g

53. Mango-Smoothie

- Dauer: 10 Minuten

Inhaltsstoffe

- ½ Mango
- 100 ml Mineralwasser
- 125 ml Kefir
- 5 g Honig
- 5 g Kürbiskerne
- Eiswürfel
-

Wegbeschreibung

1. Die Mango schälen, das Fruchtfleisch vom Stein lösen, einen Spalt abschneiden und beiseite stellen. Den Rest des Fruchtfleisches würfeln.
2. Die Mangowürfel, den Honig und den Kefir in den Mixer geben.

3. Geben Sie Eiswürfel in Ihr Glas, füllen Sie den Smoothie ein und rühren Sie mit Mineralwasser um. Mit einem Stück Mango und Kürbiskernen garnieren.

Ernährung

- Energie 175 kcal
- Fett8g
- Kohlenhydrate24 g
- Eiweiß 7 g

54. Ananas-Kokosnuss-Smoothie

- Dauer: 20 Minuten

Inhaltsstoffe

- 250 g Ananas
- 300 g Papaya
- 200 ml Kokosnusswasser
- 250 g Sojajoghurt
- 30 g Kokoschips
- ½ Kalk
- Eiswürfel

Wegbeschreibung

1. Die Kokosflocken in einer beschichteten Pfanne ohne Fett rösten. Die Ananas schälen, den Strunk entfernen und das Fruchtfleisch würfeln. Die Papaya schälen, entkernen, halbieren und würfeln. Die Limette auspressen.
2. Die Früchte mit Sojajoghurt, Kokoswasser, 30 g Limettensaft und Eiswürfeln in einem Mixer pürieren.
3. Den Smoothie in ein Glas gießen und mit den Kokosraspeln dekorieren.

Ernährung

- Energie 198 kcal
- Fett 13 g
- Kohlenhydrate 20 g

- Eiweiß 3 g

- Dauer: 10 Minuten

Inhaltsstoffe

- 1 Banane
- 1 reife Mango
- 5 Saftorangen
- 150 g Joghurt

Wegbeschreibung

1. Die Banane schälen und in Stücke schneiden, die Orange halbieren und auspressen. Die Mango schälen, das Fruchtfleisch vom Stein lösen und würfeln.
2. Die Mangowürfel und Bananenstücke mit Joghurt und Orangensaft in den Mixer geben.
3. Füllen Sie den Smoothie in Gläser.

Ernährung
- Energie 297 kcal
- Fett 4 g
- Kohlenhydrate 55 g
- Eiweiß 6 g

- Dauer: 10 Minuten

Inhaltsstoffe

- 2 Möhren
- 2 Büschel Petersilie
- 3 g Kürbiskernöl
- Rohrzucker
- Eiswürfel

Wegbeschreibung

1. Ein paar dünne Streifen einer Karotte zur Dekoration schälen. Die restlichen Karotten in Stücke schneiden, die Petersilie waschen und in kleine Stücke schneiden.
2. Möhren und Petersilie mit Kürbiskernöl, Eiswürfeln und ein wenig Zucker pürieren.
3. Den Smoothie in Gläser füllen und mit den Karottenstreifen dekorieren.

Ernährung

- Energie 101kcal
- Fett 2 g
- Kohlenhydrate 16 g
- Eiweiß 3 g

57. Schnittlauch-Smoothie

- Dauer: 10 Minuten

Inhaltsstoffe

- 1 Bund Schnittlauch
- 150 ml fettarme Milch
- 15 g Magerquark
- Salz
- Wasabi-Pulver
- Eiswürfel

Wegbeschreibung

1. Den Schnittlauch waschen, in Röllchen schneiden und einige beiseite legen.
2. Die restlichen Brötchen mit Milch, Quark, Salz und Wasabi-Pulver fein pürieren.
3. Eiswürfel in ein Glas geben, den Smoothie einfüllen und mit dem restlichen Schnittlauch bestreuen.

Ernährung

- Energie 97 kcal

- Fett 3 g
- Kohlenhydrate 8 g
- Eiweiß 9 g

58. Melone und Spinat Smoothie

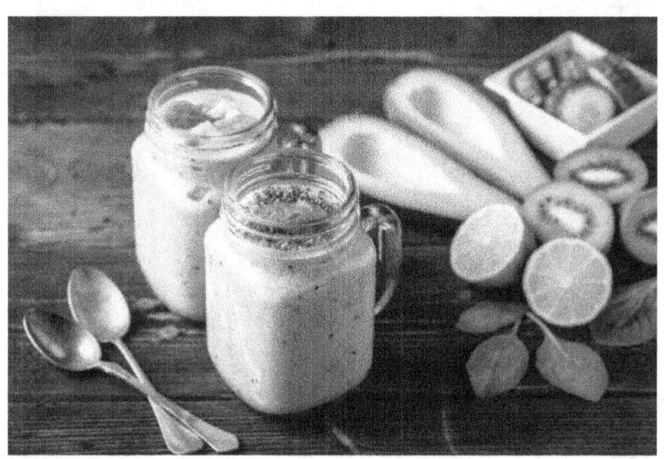

- Dauer: 10 Minuten

Inhaltsstoffe

- ½ Melone
- 150 ml Spinatsaft
- 50 ml Kartoffelsaft
- Eiswürfel

Wegbeschreibung

1. Die Melone entkernen, das Fruchtfleisch aus der Schale lösen und in Würfel schneiden.
2. Die Würfel mit dem Stabmixer pürieren, den Kartoffel- und Spinatsaft dazugeben und erneut mixen.
3. Jetzt kommen Eiswürfel und Smoothie in Ihr Glas.

Ernährung

- Energie 103 kcal
- Fett 3 g

- Kohlenhydrate 17 g
- Eiweiß 6 g

- Dauer: 10 Minuten

Inhaltsstoffe

- 2 Stängel Minze
- 300 g Joghurt
- 300 ml eiskaltes Mineralwasser
- 5 g Meersalz
- 3 g Salz
- ¼ Zitrone
- Pfeffer
- ¼ Zitrone

Wegbeschreibung

1. Die Minze waschen, die Blätter abzupfen (einige aufheben) und mit dem Joghurt, Salz und Mineralwasser mit dem Stabmixer pürieren.
2. Etwas Meersalz auf einen kleinen Teller streuen, den Rand des Glases mit dem Zitronenviertel abreiben und in das Salz drücken.
3. Das Eis im Eiscrusher zerkleinern und in das Glas geben. Den Smoothie einschenken, pfeffern und mit den Minzblättern dekorieren.

Ernährung

- Energie 99 kcal
- Fett 5 g
- Kohlenhydrate 6 g
- Eiweiß 5 g

Dessert-Rezepte

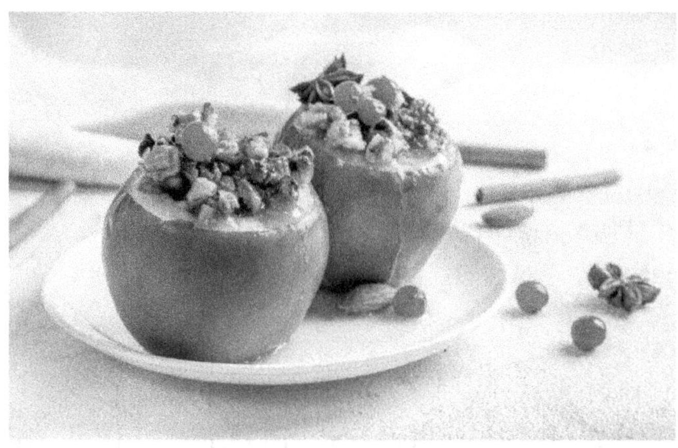

Zutaten:

- 2 Äpfel
- 30 g Honig
- 30 g gehackte Walnüsse
- 10 g Butter
- 5 g gemahlener Zimt
- Eine Prise Salz

Wegbeschreibung:

1. Den Ofen auf 350°F vorheizen.
2. Die Äpfel entkernen und in Spalten schneiden.
3. Äpfel in eine Auflaufform legen.
4. In einer kleinen Schüssel Honig, Walnüsse, Butter, Zimt und Salz vermischen.
5. Die Mischung auf die Äpfel reiben.
6. 25 Minuten backen oder bis die Äpfel weich sind.
7. Servieren und genießen!

Zutaten:

- 2 Birnen
- 500 g Wasser
- 30 g Honig
- 5 g gemahlener Zimt
- 10 g Vanilleextrakt
- normaler griechischer Joghurt
- 30 g Kokosraspeln

Wegbeschreibung:

1. Wasser, Honig, Zimt und Vanilleextrakt in einem mittelgroßen Topf bei mittlerer bis hoher Hitze zum Kochen bringen.
2. Die Birnen schälen, entkernen und in den Topf geben.
3. Die Hitze auf niedrige Stufe reduzieren und die Birnen 15 Minuten köcheln lassen, bis sie weich sind.
4. Die Birnen aus dem Topf nehmen und abkühlen lassen.
5. In einer kleinen Schüssel den Joghurt und die Kokosraspeln vermischen.
6. Schneiden Sie die Birnen in Scheiben und servieren Sie sie mit der Joghurt-Kokosnuss-Mischung.
7. Viel Spaß!

62. Bananenbrot mit Datteln

Zutaten:

- 2 reife Bananen
- 30 g Honig
- 30 g Olivenöl
- 100 g Weizenvollkornmehl
- 5 g Backpulver
- Eine Prise Salz
- 50 g gehackte Datteln

Wegbeschreibung:

1. Den Ofen auf 350°F vorheizen.
2. Die Bananen in einer Schüssel zerdrücken.
3. Honig und Olivenöl hinzugeben und verrühren, bis alles gut vermischt ist.
4. In einer separaten Schüssel Mehl, Backpulver und Salz vermischen.
5. Fügen Sie die trockenen Zutaten langsam zu den feuchten Zutaten hinzu und mischen Sie sie, bis sie sich verbinden.
6. Die Datteln unterheben.
7. Eine Kastenform einfetten und den Teig hineingeben.
8. 30 Minuten backen oder bis ein Zahnstocher sauber herauskommt.
9. Abkühlen lassen und genießen!

63. Gefrorene griechische Joghurt-Rinde

Zutaten:

- 500 g griechischer Naturjoghurt
- 30 g Honig
- 50 g gehackte Walnüsse
- 50 g gehackte Datteln
- 5 g gemahlener Zimt

Wegbeschreibung:

1. Ein Backblech mit Pergamentpapier auslegen.
2. In einer mittelgroßen Schüssel den griechischen Joghurt und den Honig verrühren, bis sie sich verbinden.
3. Die Mischung auf dem vorbereiteten Backblech verteilen.
4. Mit Walnüssen, Datteln und Zimt bestreuen.
5. Legen Sie das Backblech für 3 Stunden in den Gefrierschrank oder bis der Joghurt gefroren ist.
6. Die Rinde in Stücke brechen und genießen!

Zutaten:

- 1 Avocado
- 30 g Honig
- 30 g Kakaopulver
- 2 g gemahlener Zimt
- 50 g Mandelmilch

Wegbeschreibung:

1. Avocado, Honig, Kakaopulver und Zimt in einer Küchenmaschine vermengen.
2. Langsam die Mandelmilch hinzugeben und pürieren, bis die Masse glatt ist.
3. Die Mousse in kleine Schälchen füllen und 2 Stunden lang kalt stellen.
4. Servieren und genießen!

65. Heidelbeer-Hafer-Streuselkuchen

Zutaten:

- 500 g frische Heidelbeeren
- 30 g Honig
- 100 g Hafer
- 15 g geschmolzene Butter
- 5 g gemahlener Zimt

Wegbeschreibung:

1. Den Ofen auf 350°F vorheizen.
2. In einer mittelgroßen Schüssel die Blaubeeren und den Honig vermengen.
3. In einer separaten Schüssel die Haferflocken, die Butter und den Zimt vermengen.
4. Die Blaubeermischung in eine Auflaufform geben.
5. Die Hafermischung darüber streuen.
6. 20 Minuten backen, bis die Oberfläche goldbraun ist.
7. Servieren und genießen!

Zutaten:

- 1 Banane
- 100 g Hafer
- 1 Tasse Mandelmilch
- 30 g Honig
- 5 g Backpulver
- Eine Prise Salz

Wegbeschreibung:

1. Banane, Haferflocken, Mandelmilch, Honig, Backpulver und Salz in einen Mixer geben.
2. Mixen, bis die Masse glatt ist.
3. Eine antihaftbeschichtete Pfanne auf mittlerer Stufe erhitzen.
4. Den Teig in die Pfanne geben und auf jeder Seite 2 Minuten oder bis zur goldbraunen Farbe braten.
5. Die Pfannkuchen mit Honig servieren und genießen!

67. Bratäpfel mit Müsli

Zutaten:

- 2 Äpfel
- 30 g Honig
- 30 g gehackte Walnüsse
- 50 g Müsli
- 10 g Butter
- 5 g gemahlener Zimt
- Eine Prise Salz

Wegbeschreibung:

1. Den Ofen auf 350°F vorheizen.
2. Die Äpfel entkernen und in Spalten schneiden.
3. Äpfel in eine Auflaufform legen.

4. In einer kleinen Schüssel Honig, Walnüsse, Butter, Zimt und Salz vermischen.
5. Die Mischung auf die Äpfel reiben.
6. Mit Granola bestreuen.
7. 25 Minuten backen oder bis die Äpfel weich sind.
8. Servieren und genießen!

68. Bananen-Schoko-Chip-Muffins

Zutaten:

- 2 reife Bananen
- 30 g Honig
- 30 g Olivenöl
- 200 g Weizenvollkornmehl
- 5 g Backpulver
- Eine Prise Salz
- 50 g halbsüße Schokoladenstückchen

Wegbeschreibung:

1. Den Ofen auf 350°F vorheizen.
2. Die Bananen in einer Schüssel zerdrücken.
3. Honig und Olivenöl hinzugeben und verrühren, bis alles gut vermischt ist.
4. In einer separaten Schüssel Mehl, Backpulver und Salz vermischen.
5. Fügen Sie die trockenen Zutaten langsam zu den feuchten Zutaten hinzu und mischen Sie sie, bis sie sich verbinden.
6. Die Schokoladenstückchen unterheben.
7. Eine Muffinform einfetten und den Teig hineingeben.
8. 20 Minuten backen oder bis ein Zahnstocher sauber herauskommt.
9. Abkühlen lassen und genießen!

69. Müsliriegel mit Früchten und Nüssen

Zutaten:

- 100 g Honig
- 50 g Mandelbutter
- 100 g Haferflocken

- 50 g gehackte Walnüsse
- 50 g getrocknete Preiselbeeren
- 50 g Rosinen
- 50 g gehackte Datteln
- 5 g gemahlener Zimt
- Eine Prise Salz

Wegbeschreibung:

1. Heizen Sie den Ofen auf 350°F vor.
2. In einem mittelgroßen Topf den Honig und die Mandelbutter erhitzen, bis sie sich vermischen.
3. Vom Herd nehmen und Haferflocken, Walnüsse, Cranberries, Rosinen, Datteln, Zimt und Salz hinzufügen.
4. Mischen, bis es sich verbindet.
5. Eine 8x8-Zoll-Backform einfetten.
6. Die Masse in der Form verteilen und fest andrücken.
7. 25 Minuten backen, bis sie goldbraun sind.
8. Abkühlen lassen und in Riegel schneiden.
9. Servieren und genießen!

70. Bananen-Eiscreme

Zutaten:

- 2 reife Bananen
- 30 g Honig
- 50 g Mandelmilch
- 5 g gemahlener Zimt

Wegbeschreibung:

1. Schälen Sie die Bananen, schneiden Sie sie in Scheiben und legen Sie sie in einen gefrierfesten Behälter.
2. Die Bananen mindestens 2 Stunden lang einfrieren.
3. Die gefrorenen Bananen, den Honig, die Mandelmilch und den Zimt in einen Mixer geben.
4. Pürieren, bis die Masse glatt und cremig ist.

5. Das Eis servieren und genießen!

Kapitel 5:
Superfoods für die Gesundheit der Leber

Als wesentliches Organ für den Stoffwechsel und die Entgiftung ist die Leber entscheidend für die Erhaltung der allgemeinen Gesundheit. Superfoods haben einen großen Einfluss auf die Gesundheit der Leber, indem sie ihre Aktivitäten unterstützen und das allgemeine Wohlbefinden steigern. Sie können sie in Ihre Ernährung einbauen. In diesem ausführlichen Leitfaden werden wir uns mit den Vorteilen von Nährstoffen mit hohem Antioxidantiengehalt befassen und bestimmte Lebensmittel untersuchen, die für ihre positive Wirkung auf die Leber bekannt sind.

Superfoods für die Gesundheit der Leber:

1. Kurkuma: Curcumin, ein starkes Antioxidans mit entzündungshemmenden Eigenschaften, ist in Kurkuma, einem goldenen Gewürz, enthalten. Studien zufolge kann Curcumin Leberschäden und Entzündungen lindern. Die Aufnahme von Kurkuma in Ihre Ernährung in Form von Nahrungsergänzungsmitteln, Tees oder Currys kann die Gesundheit Ihrer Leber unterstützen.

2. Grüner Tee: Grüner Tee ist für seine antioxidativen und leberschützenden Eigenschaften bekannt und enthält einen hohen Anteil an Catechinen. Forschungsergebnissen zufolge kann grüner Tee die Leberfunktion verbessern, indem er die Fettansammlung in der Leber verringert. Der regelmäßige Genuss von grünem Tee kann eine unkomplizierte, aber wirkungsvolle Methode zur Unterstützung der Leber sein.

3. Kreuzblütler-Gemüse: Reich an Ballaststoffen und Antioxidantien sind Gemüse wie Rosenkohl, Blumenkohl und Brokkoli. Sie enthalten Stoffe, die die Entgiftungstätigkeit der Leber unterstützen. Diese Kreuzblütler unterstützen eine gesunde Leber, indem sie die Synthese von Enzymen fördern, die bei der Beseitigung von Giftstoffen helfen.

4. Fetter Fisch: Fettfische wie Lachs, Makrele und Sardinen sind reich an Omega-3-Fettsäuren, die entzündungshemmende Eigenschaften haben und die Bildung von Leberfett verhindern können. Sie können Ihr Risiko für Lebererkrankungen senken und die allgemeine Leberfunktion unterstützen, indem Sie fetten Fisch als Quelle für wichtige Nährstoffe in Ihre Ernährung aufnehmen.

5. Beeren: Anthocyane, starke Antioxidantien, sind in Beeren wie Himbeeren, Erdbeeren und Heidelbeeren reichlich vorhanden. Diese Stoffe können helfen, die

Leber vor Entzündungen und oxidativen Schäden zu schützen. Da Beeren außerdem reich an Ballaststoffen sind, tragen sie zu einem gesunden Verdauungssystem bei und verbessern indirekt die Gesundheit der Leber.

6. Rote Beete: Rote Bete ist reich an Betain, das dazu beitragen kann, Fettablagerungen in der Leber zu verhindern oder abzubauen. Rote Bete enthält auch Antioxidantien mit entzündungshemmenden Eigenschaften, wie z. B. Betalain. Rote Bete ist eine gute Ergänzung zu einer lebergesunden Ernährung, entweder in Salaten oder als Beilage.

7. Nüsse und Samen: Reich an Omega-3-Fettsäuren und Antioxidantien sind Nüsse, insbesondere Walnüsse, und Samen, wie Chia- und Leinsamen. Diese Nährstoffe können eine gesunde Leberfunktion fördern und Entzündungen lindern. Eine köstliche Methode zur Verbesserung der Leberfunktion besteht darin, Samen in Ihre Mahlzeiten einzubauen oder eine Handvoll Nüsse als Snack zu essen.

8. Knoblauch: Knoblauch enthält die Schwefelkomponente Allicin, die entzündungshemmende und antioxidative Eigenschaften hat. Studien zufolge kann Knoblauch helfen, Leberfett zu reduzieren und die Leberfunktion zu erhalten. Knoblauch verbessert den Geschmack und kann, wenn er Lebensmitteln zugesetzt wird, Vorteile für die Leber haben.

Antioxidantienreiche Inhaltsstoffe:

Neben spezifischen Superfoods ist die Aufnahme von Zutaten mit hohem Antioxidantiengehalt in die Ernährung für die Gesundheit der Leber von wesentlicher Bedeutung. Antioxidantien neutralisieren freie Radikale, die oxidativen Stress und Schäden an den Leberzellen verursachen können. Hier sind einige antioxidantienreiche Zutaten, die Sie in Betracht ziehen sollten:

1. Vitamin C: Vitamin C ist reich an Antioxidantien, die die Leber vor oxidativen Schäden schützen, und ist in Zitrusfrüchten, Erdbeeren und Paprika enthalten.

2. Vitamin E: Das an Antioxidantien reiche Vitamin E kann die Leber vor oxidativem Stress schützen und ist in Nüssen, Samen und Spinat enthalten.

3. Selen: Lebensmittel mit hohem Selengehalt, wie Fisch, Paranüsse und Sonnenblumenkerne, stärken den antioxidativen Abwehrmechanismus der Leber und schützen sie vor Schäden.

4. Quercetin: Quercetin ist ein Flavonoid, das entzündungshemmende und antioxidative Eigenschaften hat und gut für die Leber sein kann. Es ist in Äpfeln, Zwiebeln und grünem Tee enthalten.

Die Aufnahme von Lebensmitteln mit einem hohen Gehalt an Antioxidantien und Supernahrungsmitteln in Ihre Ernährung ist ein proaktiver Weg, um Ihre Leber in Topform zu halten. Neben anderen gesunden Lebensstilentscheidungen kann eine abwechslungsreiche und ausgewogene Ernährung eine wichtige Rolle bei der Aufrechterhaltung der Leberfunktion und der Vorbeugung von Lebererkrankungen spielen. Vergessen Sie nie, mit Ihrem Arzt zu sprechen, bevor Sie Ihre Ernährung umstellen, insbesondere wenn Sie bereits gesundheitliche Probleme haben. Die Gesundheit der Leber über die Ernährung zu fördern, ist ein schmackhafter und erfüllender Weg zu allgemeinem Wohlbefinden.

Kapitel 6:
Kräuter und Nahrungsergänzungsmittel

Die Leber ist ein anpassungsfähiges und vielseitig einsetzbares Organ, das für die Erhaltung des allgemeinen Wohlbefindens des Körpers unerlässlich ist. Obwohl eine ausgewogene Ernährung für die bestmögliche Leberfunktion unerlässlich ist, sind einige Kräuter und Nahrungsergänzungsmittel wegen ihrer Fähigkeit, die Gesundheit der Leber zu verbessern, aufgefallen. Dieser ausführliche Leitfaden behandelt eine Reihe von Kräutern und Nahrungsergänzungsmitteln, die nachweislich der Leber zugute kommen, sowie wichtige Warnhinweise und Punkte, die zu beachten sind.

Kräuter für die Gesundheit der Leber:

1. Mariendistel (Silybum marianum): Eines der bekanntesten Kräuter für die Lebergesundheit ist wohl die Mariendistel. Das darin enthaltene aktive Molekül Silymarin besitzt starke antioxidative und entzündungshemmende Eigenschaften. Studien zufolge kann die Mariendistel dazu beitragen, die Leberregeneration zu fördern und die Leberzellen vor Schäden zu bewahren. Obwohl die Mariendistel in der Regel als sicher gilt, sollten Menschen, die besonders empfindlich sind oder bestimmte Medikamente einnehmen, Vorsicht walten lassen.

2. Taracum officinale, die Löwenzahnwurzel, wird seit langem zur Förderung der Lebergesundheit und zur Erleichterung der Verdauung verwendet. Sie enthält Inhaltsstoffe, die die Bildung von Gallenflüssigkeit fördern und die natürliche Reinigungstätigkeit der Leber unterstützen können. Die Löwenzahnwurzel enthält auch entzündungshemmende Eigenschaften. Obwohl Löwenzahnpräparate im Allgemeinen unbedenklich sind, sollten Menschen mit Gallenblasenproblemen vor der regelmäßigen Einnahme mit einem Arzt sprechen.

3. Glycyrrhiza glabra oder Süßholzwurzel hat entzündungshemmende und antioxidative Eigenschaften, die für die Gesundheit der Leber von Vorteil sein können. Es wird angenommen, dass sie die Leber unterstützt, indem sie die Synthese von Entgiftungsenzymen erhöht. Es ist jedoch wichtig, sich der möglichen negativen Auswirkungen von Lakritz bewusst zu sein, zu denen Kaliumverlust und erhöhter Blutdruck gehören. Menschen mit Nierenproblemen oder Bluthochdruck sollten keine großen Mengen Lakritze zu sich nehmen.

4. Cynara scolymus oder Artischocken werden traditionell zur Unterstützung der Leber- und Gallenblasenfunktion verwendet. Sie enthält Inhaltsstoffe wie Silymarin und Cynarin, die bei der Entgiftung der Leber und der Regulierung des Cholesterinspiegels helfen können. Artischocken sind normalerweise unbedenklich, obwohl sie bei Menschen, die auf Pflanzen wie Gänseblümchen, Ambrosia oder Ringelblumen allergisch reagieren, allergische Reaktionen hervorrufen können.

Nahrungsergänzungsmittel für die Gesundheit der Leber:

1. N-Acetylcystein (NAC): Die Leber produziert Glutathion, ein starkes Antioxidans, aus NAC. Studien zufolge kann NAC bei Entgiftungsprozessen helfen und die Leber vor oxidativen Schäden schützen. Da die Einnahme von zu viel NAC jedoch negative Auswirkungen haben kann, ist Vorsicht geboten. Es ist unbedingt erforderlich, die vorgeschriebenen Dosierungen einzuhalten und ärztlichen Rat einzuholen, insbesondere bei Menschen mit Atemwegserkrankungen.

2. Omega-3-Fettsäuren: Nahrungsergänzungsmittel, die Omega-3-Fettsäuren aus Fischöl enthalten, haben entzündungshemmende Eigenschaften und können zur Erhaltung der allgemeinen Gesundheit der Leber beitragen. Studien deuten darauf hin, dass Omega-3-Fettsäuren dazu beitragen können, Entzündungen und Fett in der Leber zu verringern. Wer Blutverdünner einnimmt, sollte mit seinem Arzt sprechen, bevor er Fischölpräparate in sein Programm aufnimmt.

3. Vitamin E: Vitamin E ist reich an antioxidativen Eigenschaften und kann helfen, die Leberzellen vor oxidativen Schäden zu schützen. Die Einnahme von Vitamin E kann hilfreich sein, aber es ist wichtig, sich an die empfohlenen Dosierungen zu halten, da zu viel davon negative Auswirkungen haben kann. Menschen, die bestimmte Medikamente einnehmen oder unter bestimmten medizinischen Bedingungen leiden, sollten einen Arzt konsultieren.

4. Curcumin, der Hauptbestandteil von Kurkuma, hat antioxidative und entzündungshemmende Eigenschaften, die sich positiv auf die Leberfunktion auswirken können. Obwohl es Nahrungsergänzungsmittel mit Curcumin gibt, sollten Menschen mit Gallenblasenproblemen vorsichtig sein. Für eine optimale Absorption sollten Sie hochwertige Nahrungsergänzungsmittel wählen, die Verbindungen enthalten, die die Bioverfügbarkeit erhöhen.

Vorsichtsmaßnahmen und Überlegungen:

1. Konsultation von medizinischem Fachpersonal: Es ist wichtig, einen Arzt zu konsultieren, bevor Sie Kräuter oder Nahrungsergänzungsmittel in Ihr Programm aufnehmen, insbesondere wenn Sie schwanger sind, Medikamente einnehmen oder bereits an einer Krankheit leiden. Bestimmte Gesundheitsprobleme können durch bestimmte Kräuter und Nahrungsergänzungsmittel verschlimmert werden, oder sie können mit Arzneimitteln interferieren.

2. Dosierung und Qualität: Es ist wichtig, vertrauenswürdige Marken von Kräutern und Nahrungsergänzungsmitteln zu wählen, da ihre Qualität schwankt. Außerdem ist es wichtig, die empfohlenen Dosierungen einzuhalten, da eine Überdosierung negative Folgen haben könnte. Mäßigung ist wichtig, um die Vorteile zu genießen, ohne das Risiko einer Überdosierung einzugehen.

3. Mögliche Wechselwirkungen: Es besteht die Möglichkeit, dass einige Nahrungsergänzungsmittel und Kräuter mit Medikamenten oder anderen Kräutern negativ reagieren. Mariendistel zum Beispiel kann mit verschiedenen Statinen und Psychopharmaka interferieren. Um mögliche Wechselwirkungen zu vermeiden, ist es wichtig, dass Sie Ihren Arzt über alle Nahrungsergänzungsmittel informieren, die Sie einnehmen.

4. Individuelle Variabilität: Verschiedene Menschen reagieren unterschiedlich auf Vitamine und Pflanzen. Es kann sein, dass eine Person nicht die gleichen Ergebnisse mit etwas erzielt, das für sie gut funktioniert. Achten Sie darauf, wie Ihr Körper reagiert, und beenden Sie die Einnahme des Produkts, wenn negative Folgen auftreten.

Kapitel 7:
Änderungen des Lebensstils

Unsere Lebensstilentscheidungen haben einen großen Einfluss auf die Leber, ein anpassungsfähiges Organ mit einer Vielzahl von Funktionen. Ein gesunder Lebensstil kann für die Erhaltung der Lebergesundheit und die Vorbeugung leberbedingter Krankheiten entscheidend sein. In diesem umfangreichen Buch werden wir uns mit der Bedeutung konsequenter Bewegung als Eckpfeiler für das allgemeine Wohlbefinden befassen und zahlreiche Lebensstilfaktoren untersuchen, die sich auf die Lebergesundheit auswirken.

Lebensstilfaktoren, die die Gesundheit der Leber beeinflussen:

1. Entscheidungen über die Ernährung: Unsere Ernährung wirkt sich direkt auf die Gesundheit unserer Leber aus. Eine Ernährung mit einem hohen Anteil an verarbeiteten Lebensmitteln, Süßigkeiten und gesättigten Fetten kann dazu führen, dass die Leber fetter wird, was zu einer nichtalkoholischen Fettlebererkrankung (NAFLD) führen kann. Eine ausgewogene und nährstoffreiche Ernährung mit viel Obst, Gemüse, Vollkornprodukten und magerem Eiweiß hingegen unterstützt die Leberfunktion und fördert die allgemeine Gesundheit.

2. Alkoholkonsum: Es ist allgemein bekannt, dass übermäßiger Alkoholkonsum das Risiko von Leberschäden erhöht. Alkoholbedingte Erkrankungen wie Zirrhose, alkoholische Hepatitis und Fettleber können die Folge eines langfristigen Alkoholkonsums sein. Mäßigung ist entscheidend. Wenn Sie eine Lebererkrankung oder andere Gesundheitsprobleme haben, sollten Sie am besten ganz auf Alkohol verzichten oder mit einem Arzt sprechen, um eine sichere Menge herauszufinden.

3. Flüssigkeitszufuhr: Eine ausreichende Flüssigkeitszufuhr ist für die Gesundheit der Leber unerlässlich. Wasser stimuliert die Entgiftungsaktivitäten der Leber und hilft bei der Entfernung von Giftstoffen aus dem Körper. Diese Funktionen können durch Dehydrierung beeinträchtigt werden, wodurch die Leber überlastet werden kann. Achten Sie darauf, dass Sie jeden Tag genügend Wasser zu sich nehmen, und denken Sie darüber nach, weniger zuckerhaltige und koffeinhaltige Getränke zu konsumieren.

4. Ein gesundes Gewicht halten: Eine Fettleibererkrankung steht in engem Zusammenhang mit Fettleibigkeit. Das Risiko der Fettbildung in der Leber wird durch übermäßiges Körpergewicht, insbesondere im Bauchbereich, erhöht. Um ein gesundes Gewicht zu halten und die Gesundheit der Leber zu fördern, ist es unerlässlich, sich ausgewogen und gesund zu ernähren und sich regelmäßig zu bewegen.

5. Substanzmissbrauch und Rauchen: Sowohl Drogenmissbrauch als auch Rauchen werden mit Leberschäden in Verbindung gebracht. Die in einigen Substanzen und im Zigarettenrauch enthaltenen Toxine können die Leber schädigen und das Risiko von Lebererkrankungen erhöhen. Der Verzicht auf das Rauchen und die Inanspruchnahme von Hilfe bei Drogenmissbrauch haben erhebliche Auswirkungen auf die Gesundheit der Leber.

Die Bedeutung regelmäßiger Bewegung für die Gesundheit der Leber:

1. Verringerung der Fettleber: Häufige körperliche Betätigung ist wichtig, um die Menge an Fett, die sich in der Leber ansammelt, zu verringern. Körperliche Betätigung erleichtert es dem Körper, die Fettreserven in der Leber als Brennstoff zu nutzen. Für Personen, die an einer nichtalkoholischen Fettlebererkrankung (NAFLD) leiden oder bei denen ein Risiko für die Entwicklung einer Lebererkrankung besteht, kann dies besonders hilfreich sein.

2. Erhöhte Insulinsensitivität: Körperliche Aktivität erhöht die Insulinempfindlichkeit und senkt das Risiko für Typ-2-Diabetes. Ein geringeres Risiko für die Entwicklung von NAFLD und anderen Stoffwechselkrankheiten ist mit einer verbesserten Insulinsensitivität verbunden. Widerstandstraining und aerobes Training verbessern beide die Blutzuckerregulierung und die Stoffwechselgesundheit im Allgemeinen.

3. Verbesserte Entgiftung: Bewegung regt das Schwitzen und die Durchblutung an, zwei Dinge, die der Körper für seine natürlichen Entgiftungsprozesse braucht. Schwitzen entlastet die Leber, indem es den Abtransport von Giftstoffen aus dem Körper erleichtert. Eine verbesserte Blutzirkulation erleichtert auch den Transport von Nährstoffen und Sauerstoff zu den Leberzellen und unterstützt so deren optimale Funktion.

4. Verringerung von Entzündungen: Leberkrankheiten werden durch chronische Entzündungen beeinflusst. Häufige sportliche Betätigung wirkt entzündungshemmend und trägt dazu bei, die Entzündung der Leber und des gesamten Körpers zu verringern. Dies kann besonders für Menschen hilfreich sein, die an Krankheiten wie Leberfibrose oder Hepatitis leiden.

5. Gewichtskontrolle: Der Schlüssel zur Gewichtskontrolle ist Bewegung, und die Gesundheit der Leber hängt von einem gesunden Gewicht ab. Körperliche Betätigung fördert das Muskelwachstum, die Regulierung des Stoffwechsels und die Kalorienverbrennung. Die Kombination von Herz-Kreislauf- und Krafttraining hilft bei der Gewichtskontrolle und senkt das Risiko von Lebererkrankungen, die mit Fettleibigkeit einhergehen.

6. Verringerung von Stress: Anhaltender Stress kann für die Gesundheit der Leber schädlich sein. Sport setzt Endorphine oder "Wohlfühl"-Hormone frei, die natürlich vorkommende Stresslöser sind. Regelmäßiger Sport kann die psychische Gesundheit verbessern und sich indirekt positiv auf die Leber auswirken, indem er den Stresspegel senkt.

Regelmäßige Bewegung in Ihren Tagesablauf integrieren:

1. Wählen Sie vergnügliche Aktivitäten: Wählen Sie vergnügliche Aktivitäten wie Radfahren, Gehen, Laufen, Schwimmen oder Tanzen. Dies verbessert das Gesamterlebnis und erhöht die Wahrscheinlichkeit der Beständigkeit.

2. Beginnen Sie allmählich und steigern Sie die Intensität allmählich: Wenn Sie schon länger nicht mehr trainiert haben oder neu dabei sind, beginnen Sie mit leichten Übungen und steigern Sie die Intensität schrittweise. Mit dieser Strategie verringern Sie das Verletzungsrisiko und geben Ihrem Körper mehr Zeit, sich an die erhöhte körperliche Aktivität zu gewöhnen.

3. Setzen Sie sich sinnvolle Ziele: Setzen Sie sich erreichbare Ziele, die zu Ihrem Zeitplan und Ihrem Fitnessniveau passen. Wenn Sie sich erreichbare Ziele setzen, haben Sie das Gefühl, etwas erreicht zu haben, und sind motiviert, Ihre regelmäßige Fitnessroutine beizubehalten.

4. Variabilität einbeziehen: Mischen Sie Ihre Trainingseinheiten, um für Abwechslung zu sorgen und neue Muskelbereiche zu trainieren. Dazu können Kombinationen aus Herz-Kreislauf-, Kraft- und Beweglichkeitstraining gehören.

5. Setzen Sie Prioritäten Wenn es um die Vorteile von Bewegung für die Lebergesundheit geht, ist Konsequenz entscheidend. Streben Sie 75 Minuten intensive aerobe Aktivität oder mindestens 150 Minuten mäßig intensive aerobe Aktivität pro Woche an, zusätzlich zu zwei oder mehr Tagen mit muskelstärkenden Aktivitäten.

Vorsichtsmaßnahmen und Überlegungen:

1. Konsultation von Gesundheitsexperten: Es ist wichtig, sich vor Beginn eines neuen Fitnessprogramms von Fachleuten aus dem Gesundheitswesen beraten zu lassen, insbesondere für Menschen, die bereits gesundheitliche Probleme haben. Sie können sicherstellen, dass das Trainingsprogramm das allgemeine Wohlbefinden ergänzt, und bieten maßgeschneiderte Ratschläge, die auf die individuelle Gesundheitssituation jeder Person abgestimmt sind.

2. Allmähliches Fortschreiten bei bestimmten Erkrankungen: Menschen mit bestimmten Lebererkrankungen, wie z. B. Leberzirrhose, müssen unter Umständen vorsichtig und unter ärztlicher Aufsicht trainieren. Unter diesen Umständen ist es ratsam, das Training schrittweise und gezielt anzugehen.

3. Flüssigkeitszufuhr und Erholung: Zwei Schlüsselelemente eines guten Trainingsprogramms sind eine ausreichende Wasserzufuhr und genügend Zeit zur Erholung. Die Leber kann durch Dehydrierung überlastet werden, und ein Übertraining ohne ausreichende Erholung kann sich nachteilig auswirken. Achten Sie auf Ihren Körper, trinken Sie viel Wasser und geben Sie sich Zeit, sich zu entspannen und zu erholen.

4. Vermeiden Sie risikoreiche Aktivitäten: Menschen mit bestimmten Lebererkrankungen, wie z. B. einer schweren Leberzirrhose, müssen möglicherweise risikoreiche Aktivitäten meiden. Nicht jeder sollte an Sportarten mit hoher Belastung oder Kontaktsportarten teilnehmen, daher sollten Alternativen mit geringerer Belastung in Betracht gezogen werden.

Kapitel 8:
Verstehen von Etiketten

Es kann schwierig sein, sich in den Gängen eines Lebensmittelladens zurechtzufinden, vor allem, wenn es so viele verschiedene Lebensmittel mit Etiketten gibt. Das Verstehen von Lebensmitteletiketten ist wichtig, um sachkundige Entscheidungen in Bezug auf die Produkte zu treffen, die wir essen. In diesem ausführlichen Lehrgang werden wir die Fähigkeit erkunden, Lebensmitteletiketten zu lesen, und Ratschläge geben, wie man Nährwertangaben interpretiert und schlechte Fette und versteckten Zucker erkennt.

Die Grundlagen der Lebensmittelkennzeichnung:

1. Portionsgröße: Auf einem Lebensmitteletikett ist die Portionsgröße die erste Information. Sie ist die Menge, die als eine einzige Portion gilt, und die Nährwertangaben auf dem Etikett basieren alle auf dieser Portionsgröße. Achten Sie auf die Portionsgrößen, damit Sie den Nährwert der Lebensmittel, die Sie essen, genau bestimmen können.

2. Kalorien: Um den Überblick über Ihren Gesamtkalorienverbrauch zu behalten, müssen Sie wissen, wie viele Kalorien in jedem Gericht enthalten sind. Wenn Sie den Kaloriengehalt kennen, können Sie Ihre Ernährung besser ausbalancieren und Entscheidungen treffen, die Ihre Ernährungsziele unterstützen.

3. Nährstoffaufschlüsselung: Auf dem Etikett sind mehrere Nährstoffe aufgeführt, z. B. Makronährstoffe (Proteine, Fette und Kohlenhydrate) und Mikronährstoffe (Vitamine und Mineralstoffe). Achten Sie bei der Beurteilung, ob ein Lebensmittel Ihren täglichen Nährstoffbedarf deckt, auf den prozentualen Anteil am Tageswert (Prozent DV).

4. Liste der Zutaten: Die Zutaten sind nach Gewicht in absteigender Reihenfolge aufgeführt. Lebensmittel mit einer langen Zutatenliste sollten vermieden werden, insbesondere wenn sie seltsame oder schwer auszusprechende Chemikalien enthalten. Entscheiden Sie sich für Produkte mit vollständigen, identifizierbaren Lebensmitteln und vereinfachten Inhaltsstofflisten.

Versteckte Zucker erkennen:

1. Verschiedene Bezeichnungen für Zucker: Es gibt zahlreiche Bezeichnungen für Zucker, und das Wort "Zucker" wird nicht immer auf Lebensmitteletiketten verwendet. Achten Sie auf Wörter mit anderen -ose-Endungen, wie z. B. Maissirup

mit hohem Fructosegehalt, Fructose, Saccharose und Glucose. Sowohl zugesetzte als auch natürlich vorkommende Zucker sind im Gesamtzuckergehalt auf dem Etikett enthalten.

2. Achten Sie auf den zugesetzten Zucker in % DV: Achten Sie bei zugesetzten Zuckern auf den prozentualen Tageswert (% DV). Nach den Empfehlungen der American Heart Association sollten weniger als 10 % der täglichen Kalorien aus zugesetztem Zucker stammen. Ein Produkt mit einem hohen prozentualen DV für zugesetzten Zucker sollte vermieden werden, da ein zu hoher Zuckerkonsum mit einer Reihe von Gesundheitsproblemen in Verbindung gebracht wird.

3. Seien Sie vorsichtig bei Angaben wie "fettarm" oder "fettfrei": Bei Produkten mit der Bezeichnung "fettarm" oder "fettfrei" wird gelegentlich mehr Zucker zur Verstärkung des Geschmacks zugesetzt, um den geringeren Fettgehalt auszugleichen. Um den Nährwert eines Produkts vollständig zu verstehen, sollten Sie immer die Zutatenliste und das gesamte Nährstoffprofil überprüfen.

4. Berücksichtigen Sie den Zuckergehalt von Getränken: Mit Zucker gefüllte Getränke können die tägliche Zuckeraufnahme stark erhöhen. Achten Sie auf versteckten Zucker in Fruchtsäften, Limonaden und aromatisierten Kaffees. Wählen Sie Getränke mit wenig oder ohne Zuckerzusatz, Kräutertees oder Wasser.

Ungesunde Fette enträtseln:

1. Transfette: Achten Sie auf Transfette in der Zutatenliste; sie werden häufig als teilweise hydrierte Öle bezeichnet. Transfette sollten in Maßen konsumiert werden, da sie mit einem höheren Risiko für Herzerkrankungen in Verbindung gebracht werden.

2. Gesättigte Fette: Obwohl der Körper gesättigte Fette benötigt, kann ein zu hoher Verzehr negative Auswirkungen auf die Gesundheit haben. Achten Sie bei der Auswahl von Lebensmitteln mit einem niedrigeren Gehalt an gesättigten Fettsäuren auf den prozentualen Anteil an gesättigten Fettsäuren.

3. Suchen Sie nach besseren Fetten: Produkte mit gesunden Fetten, wie mehrfach und einfach ungesättigte Fette, sollten bevorzugt werden. Diese Fette, die in Lebensmitteln wie Mandeln, Avocados und Olivenöl enthalten sind, können gut für das Herz sein.

4. Überprüfen Sie den Gesamtfettgehalt: Beurteilen Sie den Gesamtfettgehalt eines Produkts, aber achten Sie auch auf die Art des Fetts. Selbst wenn ein Lebensmittel als fettarm gekennzeichnet ist, kann es dennoch ungesunde Fette, viel Zucker oder andere Zusatzstoffe enthalten.

Tipps für informierte Entscheidungen:

1. Vergleichendes Einkaufen: Prüfen Sie die Nährwertkennzeichnungen vergleichbarer Produkte, bevor Sie sich für eines entscheiden. Wählen Sie Produkte mit weniger Zucker, weniger Transfettsäuren und gesättigten Fettsäuren und mehr wichtigen Nährstoffen.

2. Verarbeitete Lebensmittel und Vollwertkost im Vergleich: Vollwertige Lebensmittel wie Obst, Gemüse und Vollkornprodukte sind häufig nicht gekennzeichnet, da sie sich in ihrem natürlichen Zustand befinden. Die Umstellung von stark verarbeiteten Lebensmitteln auf Vollwertkost kann den Nährwert Ihrer Ernährung erheblich verbessern.

3. Erkennen Sie Marketing-Behauptungen: Marketingphrasen wie "fettarm", "zuckerfrei" oder "naturbelassen" sollten vermieden werden. Auch wenn diese Begriffe durchaus ihre Berechtigung haben, geben sie nicht unbedingt ein vollständiges Bild ab. Überprüfen Sie die Zutatenliste und die Nährwertangaben jedes Mal genau.

4. Machen Sie Ballaststoffe zu einer Priorität: Eine ausreichende Zufuhr von Ballaststoffen ist für die Gesundheit des Darms unerlässlich. Achten Sie auf Lebensmittel wie Vollkornprodukte, Obst und Gemüse, die einen hohen Ballaststoffgehalt haben. Ballaststoffe helfen nicht nur bei der Verdauung, sondern senken auch den Blutzuckerspiegel.

5. Überprüfen Sie Ihre Ernährungsziele: Wählen Sie die Mahlzeiten so aus, dass sie mit Ihren Ernährungszielen übereinstimmen. Achten Sie auf die Portionsgrößen und den Gesamtkaloriengehalt, wenn Sie versuchen, Ihr Gewicht zu kontrollieren. Für die Gesundheit des Herzens sollten Sie Produkte mit wenig gesättigten Fettsäuren und Transfettsäuren bevorzugen.

6. Planen Sie Ihre Mahlzeiten und Snacks: Wenn Sie Ihre Mahlzeiten und Snacks im Voraus planen, können Sie Ihre Entscheidungen im Lebensmittelgeschäft mit Bedacht treffen. Wenn Sie eine Liste erstellen und diese befolgen, können Sie impulsive Käufe von weniger gesunden Produkten vermeiden.

Kapitel 9:
Kochtechniken

Kochen ist eine Kunst, bei der es nicht nur darum geht, schmackhafte Speisen zuzubereiten, sondern auch darum, die Nährstoffe in den Lebensmitteln zu erhalten und die allgemeine Gesundheit zu fördern. In diesem ausführlichen Leitfaden werden wir eine Reihe von Kochmethoden vorstellen, die Ihnen helfen können, wichtige Nährstoffe in Ihrem Essen zu erhalten. Wir gehen auch auf nützliche Ratschläge ein, wie man zusätzlichen Zucker und Fett einsparen kann, um einen gesunden Kochstil zu fördern, ohne den Geschmack zu beeinträchtigen.

Kochmethoden zur Erhaltung der Nährstoffe:

1. Dämpfen: Dämpfen ist eine Garmethode bei niedriger Hitze, bei der die Lebensmittel dem Dampf ausgesetzt werden. Diese Methode eignet sich besonders gut, um wasserlösliche Vitamine zu erhalten, z. B. Vitamine des B-Komplexes und Vitamin C. Um die Nährstoffe zu erhalten, können Sie Gemüse, Fisch und sogar einige Getreidesorten dämpfen.
2. Sautieren und Pfannenrühren: Diese beiden schnellen Kochtechniken sind hervorragend geeignet, um die Nährstoffe zu erhalten. Gemüse, mageres Eiweiß und Getreide behalten ihren Geschmack und ihre Nährstoffe, wenn sie mit wenig Öl und bei hoher Temperatur gegart werden.
3. Garen in der Mikrowelle: Obwohl es manchmal vernachlässigt wird, ist das Garen in der Mikrowelle eine schnelle und effektive Methode, bei der die meisten Nährstoffe in den Lebensmitteln erhalten bleiben. Aufgrund der kurzen Garzeiten und des geringen Wasserverbrauchs ist dies die beste Methode, um Obst und Gemüse so nährstoffreich wie möglich zu halten.
4. Grillen und Braten: Bei diesen Garmethoden entweicht das Fett aus den Speisen, was die Kalorienzahl insgesamt senkt. Auf diese Weise lassen sich Fisch, Geflügel und mageres Fleisch hervorragend zubereiten, ohne dass ihr Nährstoffgehalt oder ihr natürlicher Geschmack darunter leiden.
5. Backen und Braten: Backen und Braten sind trockene Hitzeverfahren, bei denen die Lebensmittel hohen Temperaturen ausgesetzt werden und so die Nährstoffe erhalten bleiben. Diese Verfahren eignen sich besonders gut für Vollkornprodukte, Nüsse und Gemüse. Durch das Hinzufügen von Kräutern und Gewürzen kann das Nährwertprofil noch weiter verbessert werden.

Tipps zur Reduzierung von Fettzusätzen in Rezepten:

1. Wählen Sie herzgesunde Öle zum Kochen: Vermeiden Sie gesättigte Fette und verwenden Sie stattdessen herzgesunde Öle wie Canola-, Avocado- oder Olivenöl. Die ungesättigten Fette in diesen Ölen sind gut für das Herz-Kreislauf-System.
2. Verwenden Sie antihaftbeschichtetes Kochgeschirr: Beim Kochen verbraucht antihaftbeschichtetes Kochgeschirr weniger Öl. Dies ist vor allem beim Braten oder Sautieren hilfreich, da ein winziges bisschen Öl einen langen Weg zurücklegt.
3. Verwenden Sie griechischen Joghurt oder Buttermilch: Griechischer Joghurt oder Buttermilch können in Rezepten ganz oder teilweise anstelle von Mayonnaise oder saurer Sahne verwendet werden. Diese Ersatzstoffe machen das Gericht cremig, ohne zu viel Fett zu enthalten.
4. Backen oder Grillen anstelle von Braten: Backen, Grillen oder Braten sollte anstelle von Frittieren verwendet werden. Auf diese Weise bleibt der Geschmack der Lebensmittel erhalten, während die Ölmenge, die sie aufnehmen, reduziert wird.
5. Versuchen Sie es mit verschiedenen Kräutern und Gewürzen: Sie können Ihren Speisen mehr Geschmack verleihen, ohne zu viele Fette zu verwenden, indem Sie mit verschiedenen Kräutern und Gewürzen experimentieren. Zitrusfrüchte, Ingwer, Knoblauch und frische Kräuter können Ihren Mahlzeiten mehr Geschmack verleihen.

Tipps zur Reduzierung von Zuckerzusätzen in Rezepten:

1. Wählen Sie natürliche Süßungsmittel: Verwenden Sie anstelle von verarbeitetem Zucker natürliche Süßungsmittel wie Agavennektar, Ahornsirup oder Honig. Diese Ersatzstoffe haben einen niedrigeren glykämischen Index, mehr Mineralien und Süße.
2. Verwenden Sie Obst als Süßungsmittel: Fügen Sie Ihren Gerichten natürlich süße Früchte wie Äpfel, Bananen und Beeren hinzu. Sie bieten neben natürlichem Zucker auch Ballaststoffe und andere wichtige Nährstoffe.
3. Prüfen Sie die Etiketten: Achten Sie genau auf die Etiketten von Lebensmitteln, damit Sie versteckten Zucker in verarbeiteten Lebensmitteln erkennen können. Wählen Sie Produkte mit minimalem oder keinem Zuckerzusatz und achten Sie auf Ersatzbegriffe für Zucker wie Fruktose, Saccharose oder Maissirup mit hohem Fruktosegehalt.
4. Stellen Sie Ihre eigenen Dressings und Soßen her: Kommerzielle Dressings und Saucen enthalten oft viel Zucker. Versuchen Sie, sie mit Gewürzen wie Essig, Gewürzen und Kräutern selbst zuzubereiten.

5. Reduzieren Sie den Zuckergehalt allmählich: Reduzieren Sie den Zuckergehalt in Ihren Rezepten Stück für Stück. Ihre Geschmacksknospen werden sich mit der Zeit an weniger Süße gewöhnen, so dass Sie feststellen werden, dass Ihr Gaumen insgesamt mit weniger Zucker zufrieden sein kann.

Schlussfolgerung

Am Ende dieses lebensverändernden Kapitels im Detoxify Fatty Liver Cookbook sollten wir uns einen Moment Zeit nehmen, um die wichtigsten Punkte unserer gemeinsamen Erkundung zu betrachten. Dies ist ein Kompass, der Ihnen helfen wird, ein gesünderes, erfüllteres Leben zu führen - es ist nicht nur ein Rezept. Lassen Sie uns die wichtigsten Punkte noch einmal durchgehen, die wichtigsten Informationen herausgreifen und sicherstellen, dass Sie, wenn Sie die letzte Seite umblättern, nicht nur Rezepte haben, sondern auch ein neues Bewusstsein für Ihren Körper und die Mittel, ihn zu pflegen.

Dieses Buch ist im Grunde ein Liebesbrief an Ihre Leber, eine Hommage an den unbesungenen Helden, der jeden Tag in Ihnen schuftet. Es ist der Beweis dafür, dass die Ernährung Ihres Körpers kein schwieriges Unterfangen sein muss, sondern vielmehr ein köstliches Abenteuer, bei dem jeder Bissen eine Investition in Ihre Gesundheit ist. Das übergreifende Thema blieb bestehen, als wir die Nuancen der Lebergesundheit erforschten: Befähigung durch Information.

Im Detoxify Fatty Liver Cookbook haben wir das komplexe Gebiet der Lebergesundheit erforscht. Wir haben eine gründliche Untersuchung eingeleitet, um die Gründe für eine Fettleber sowie die Auswirkungen verschiedener Diäten auf die Leberfunktion zu ermitteln. Die Rezepte auf diesen Seiten sind mehr als nur schmackhafte Gerichte; sie sind fachmännisch entwickelte Instrumente, um Ihre Leber zu nähren und wiederherzustellen. Jede Komponente, die in einen ganzheitlichen Gesundheitsplan einfließt, einschließlich der Zutaten und Kochtechniken, ist ein Teil des Puzzles.

In der Welt der Gesundheit ist die Benutzerfreundlichkeit oft entscheidend. Wir haben die komplizierten Ideen rund um die Lebergesundheit vereinfacht, indem wir wissenschaftliche Ideen zu leicht verständlichen, mundgerechten Wissensbrocken verdichtet haben. Das Ziel des Detoxify Fatty Liver Cookbook war es, eine Ressource zu sein, die mit Ihnen spricht, nicht über Sie, unabhängig von Ihrem Erfahrungsstand in Sachen Gesundheit oder Fitness.

Das Versprechen, das wir zu Beginn dieser Reise gegeben haben, war einfach, aber tiefgründig: Ihnen zu helfen, die einzigartigen Schwierigkeiten zu überwinden, die eine Fettleber mit sich bringt, um ein gesünderes und glücklicheres Leben zu führen. Denken Sie einen Moment darüber nach, ob dieses Versprechen eingehalten wurde, während wir zu diesem Schluss kommen. Haben wir Ihnen, als Sie diese Seiten zum ersten Mal aufgeschlagen haben, die Ressourcen und Informationen gegeben, nach denen Sie gesucht haben? Haben wir Ihnen gezeigt, wie Sie Ihr Wohlbefinden auf eine Weise erreichen können, die sich sowohl realistisch als auch langfristig anfühlt?

Denken Sie über die Informationen nach, die Sie über die Auswirkungen verschiedener Lebensmittel auf Ihre Leber gelernt haben, und darüber, wie Ihre Entscheidungen dieses wichtige Organ unterstützen oder belasten könnten. Im Detoxify Fatty Liver Cookbook werden keine extremen Diäten oder unerreichbare Änderungen des Lebensstils empfohlen. Vielmehr wird ein bewusster, ausgewogener Ernährungsstil gefördert, der zu Ihrem Zeitplan passt.

Die Rezepte in diesem Kochbuch sind ein Fest der vielen schmackhaften und vielfältigen Möglichkeiten, wie Sie Ihre Leber ernähren können, und nicht nur Vorschläge, was Sie kochen sollen. Jedes Rezept, vom bunten Salat bis zum sättigenden Eintopf, erinnert daran, dass man für eine gesündere Ernährung nicht auf Geschmack verzichten muss. Der Schlüssel liegt darin, jeden Bissen zu genießen und sich bewusst zu machen, dass Sie Ihren Körper von innen heraus nähren.

Denken Sie an Ihre Reise durch diese Seiten und die nützlichen Ratschläge zurück, die sich durch das ganze Buch ziehen. Es sind nicht nur Vorschläge - vom Hinzufügen von leberfreundlichen Kräutern zu Ihren Mahlzeiten bis hin zu achtsamen Essgewohnheiten - sondern Aufforderungen zum Handeln, um kleine, aber bedeutsame Veränderungen vorzunehmen, die einen positiven Einfluss auf Ihre allgemeine Gesundheit haben.

Lassen Sie uns in diesen letzten Momenten die Kerngedanken des Detoxify Fatty Liver Cookbook in einer einzigen kraftvollen Lektion zusammenfassen. Das Wissen, dass Sie letztendlich für Ihre Gesundheit verantwortlich sind, sollte das Einzige sein, was Sie hoffentlich mitnehmen. Sie haben die Möglichkeit, in der Küche, im Supermarkt und bei Ihren täglichen Aktivitäten Entscheidungen zu treffen, die die Gesundheit Ihrer Leber und damit Ihres gesamten Körpers maßgeblich beeinflussen.

Dieses Buch ist ein Ausgangspunkt für Ihren Weg zu optimaler Gesundheit, nicht sein Ende. Stellen Sie sich Ihr zukünftiges Ich vor, während Sie das Detoxify Fatty Liver Cookbook schließen. Anstatt es als einen schwierigen Aufstieg zu betrachten, sehen Sie es als eine Reihe von kleinen Schritten, die Sie schließlich zu einer gesünderen, energiegeladeneren Version von sich selbst bringen werden.

Denken Sie daran, dass Ihre Leber stark ist, wenn Sie getrennte Wege gehen. Mit der richtigen Unterstützung ist sie in der Lage, sich selbst zu regenerieren und zu revitalisieren. Dieses Buch enthält Gedanken und Rezepte, die nicht nur für heute, sondern für ein Leben langes Wohlbefinden gelten. Sie können sicher sein, dass Sie die Informationen, Ressourcen und Rezepte haben, die Sie brauchen, um Ihre Leber zu unterstützen und zu stärken, wenn Sie die nächste Phase Ihrer Gesundheitsreise beginnen.

Ich wünsche Ihnen geschmackvolle kulinarische Ausflüge, durchdachte Entscheidungen und eine Gesundheit, die das bunte Leben feiert, das Sie verdienen. Prost auf Sie, Ihre Leber und den Weg zu einer besseren, glücklicheren Version Ihrer selbst. Freuen Sie sich auf die Reise, genießen Sie jeden Bissen und freuen Sie sich über die Vitalität, die entsteht, wenn Sie Ihren Körper von innen heraus pflegen, bis sich unsere Wege wieder kreuzen. Auf ein gut genährtes und gut gelebtes Leben, Prost!

www.ingramcontent.com/pod-product-compliance
Lightning Source LLC
Chambersburg PA
CBHW081444250726
48662CB00009B/2946